Rainer Matthias Holm-Hadulla
Integrative Psychotherapie

Therapie & Beratung

Rainer Matthias Holm-Hadulla

Integrative Psychotherapie

Ein schulenübergreifendes Modell anhand von exemplarischen Geschichten aus der Praxis

Psychosozial-Verlag

Bibliografische Information der Deutschen Nationalbibliothek
Die Deutsche Nationalbibliothek verzeichnet diese Publikation
in der Deutschen Nationalbibliografie; detaillierte bibliografische Daten
sind im Internet über http://dnb.d-nb.de abrufbar.

Erweiterte und überarbeitete Neuauflage 2021
der unter dem Titel *Integrative Psychotherapie: Zwölf exemplarische Geschichten aus der Praxis* erschienenen Ausgabe von 2015 (Stuttgart, Klett-Cotta)

E-Mail: info@psychosozial-verlag.de
www.psychosozial-verlag.de

Umschlagabbildung: Sandro Botticelli, *La nascita di Venere,* 1485/86
Umschlaggestaltung und Innenlayout nach Entwürfen von Hanspeter Ludwig, Wetzlar
ISBN 978-3-8379-3057-3 (Print)
ISBN 978-3-8379-7765-3 (E-Book-PDF)

Inhalt

Vorwort zur 2. Auflage

Die »Integrative Psychotherapie« hat auch international durch Übersetzungen ins Englische, Spanische, Italienische und Persische eine erfreuliche Resonanz gefunden. Dies hat mich ermutigt, das Buch auf den neuesten Stand zu bringen und zu erweitern.

So habe ich die Behandlungsgeschichte einer jungen Frau neu hinzugefügt, die unter einer Emotionskontrollstörung und schädlichem Gebrauch von Alkohol und Drogen litt. Wie bei den anderen Geschichten hat die Patientin meine Darstellung geprüft, korrigiert und auch an der Anonymisierung mitgewirkt. Ihr sei wie auch allen anderen in diesem Buch zu Wort kommenden Patient*innen für dieses Gemeinschaftswerk herzlich gedankt.

Die theoretische Einführung habe ich aktualisiert und ein neues Kapitel am Ende zur »Alltagskreativität als psychotherapeutischem Wirkfaktor« eingefügt. Darin wird deutlich, dass Psychotherapie sowohl von unguten Stimmungen und verwirrenden Gedanken befreien als auch eine kreative Lebensgestaltung ermöglichen kann. Diese muss sich immer wieder gegen Widerstände durchsetzen. Wir können uns dabei an den Kämpfen orientieren, die zu wirkmächtigen Kunstwerken führen. Insofern bin ich sehr erfreut, dass der Verlag dieses Buch mit Botticellis *Geburt der Venus* ziert. Das Gemälde zeigt, wie eine tief im kulturellen Gedächtnis verankerte Geschichte von Wut, Hass und Gewalt künstlerisch bewältigt wird. Die kreative Transformation destruktiver Erlebnisse ist schließlich auch Bestandteil jeder guten Psychotherapie.

Einleitung

Psychotherapie hilft in Lebenskrisen und bei psychosozialen Störungen. Sie kann nicht nur psychische Probleme und Störungen beheben, sondern auch die persönliche und soziale Entwicklung kreativ unterstützen. Ihre Wirksamkeit ist wissenschaftlich belegt. Wie die positiven Entwicklungen zustande kommen, ist allerdings umstritten. In den vergangenen Jahrzehnten haben sich einige Psychotherapieverfahren um die Vorherrschaft bemüht, bis immer deutlicher wurde, dass viele Psychotherapieverfahren durch ähnliche Faktoren wirksam werden. Dies beginnt mit einer respekt- und verständnisvollen therapeutischen Beziehung und endet mit der schöpferischen Resonanz zwischen den Beteiligten. Da es sich um erzählte Wirklichkeiten handelt, sind die individuellen Wirkfaktoren empirisch-statistisch nicht umfassend zu erklären. Sie können nur durch Erzählungen verstanden werden.

Neurowissenschaftlich können wir z. B. bei Traumafolgestörungen zeigen, dass im Rahmen einer gelungenen Psychotherapie die Übererregbarkeit der Amygdala abnimmt, also von Hirnstrukturen, die für Emotionsregulation mitverantwortlich sind. Man kann auch nachweisen, dass durch Psychotherapie die neuronale Konnektivität, d. h. die Verbindung verschiedener Hirnareale, verbessert werden kann und sich die Neurotransmitter harmonisieren. Die Amygdala und die Neurotransmitter können uns aber nicht erzählen, warum zum Beispiel eine Trennung bei einer Patientin frühkindliche Verlassenheitsängste weckt, die mit einem transgenerationalen Entwurzelungserlebnis zusammenhängen.

Auch die klinische Psychotherapieforschung, in der jede Sitzung mit den Patient*innen aufgezeichnet und von unabhängigen Rater*innen beurteilt wird, hat ihre Grenzen. Die Patient*innen werden je nach Forschungsinteresse selektiert und sollen ihre geheimsten Regungen, die sie mit ihren

Psychotherapeut*innen besprechen wollen, einer wissenschaftlichen Öffentlichkeit zugänglich machen. Sie suchen nach Ausdruck für unbewusste Wünsche und Sehnsüchte, Verletzungen und Beschämungen. Es wäre naiv zu glauben, dass sie z. B. erotische oder aggressive Impulse, die sie selbst unterdrücken, einer wissenschaftlichen Öffentlichkeit authentisch preisgeben. Natürlich lassen sich mit objektivierenden, empirisch-statistischen Untersuchungen viele Fragen beantworten. Das Psychotherapiegeschehen in seiner besonderen und persönlichen Einzigartigkeit können sie aber nicht abbilden. Deswegen sind Fallgeschichten nicht nur zur Illustration, sondern auch zur Erforschung von psychotherapeutischen Wirkungen unerlässlich. Sie können die neurowissenschaftlichen und psychologischen Untersuchungen ergänzen, um zu sinnvollen Interpretationen der empirischen Befunde zu gelangen.

13 Geschichten von Persönlichkeiten mit typischen Problemen und Störungen veranschaulichen die Wirkung psychotherapeutischer Behandlungen. Die Patient*innen stammen aus der alltäglichen Praxis und wurden nicht zu Forschungszwecken ausgewählt. Auch war während der Behandlung eine Veröffentlichung nicht geplant. Erst sehr viel später entstand im Rahmen von Nachgesprächen der Plan, die während der Behandlung routinemäßig erstellten Aufzeichnungen zu durchdenken und zu veröffentlichen. Die Patient*innen waren dankbar, auf ihre Behandlungen zurückzublicken und diese gemeinsam mit mir noch einmal zu besprechen. Sie beteiligten sich auch an der Anonymisierung und es ist unmöglich, dass sie erkannt werden können. Eine weitere Besonderheit der geschilderten Behandlungsverläufe ist, dass ich mit allen Patient*innen, oft viele Jahre nach Abschluss der Behandlung, noch einmal sprechen konnte. Anlässlich von beruflichen oder persönlichen Entscheidungssituationen konsultierten mich diese Persönlichkeiten erneut und wir konnten auf ihre psychosoziale Entwicklung, zum Teil nach zwei Jahrzehnten, zurückblicken.

Zunächst schildere ich die Sängerin Saskia, die eine polyamouröse Beziehung »kaum überlebt«. Die Studentin Klara leidet unter diffusen Ängsten und einer quälenden Eifersucht. Sie zieht sich zurück und wird immer missmutiger. Der angehende Betriebswirt Joachim versagt in seiner Diplomprüfung. Er kann sich nicht mehr in seinen Computerspielen verstecken und »alles Irdische ausschalten«. Die Pianistin Maria hat Angst, ihre Fähigkeiten zu zeigen und »sich verwundbar zu machen«. Sie gerät in eine Spirale von Selbstentwertung und Angst. Die junge Ärztin Monika fühlt sich auf unergründliche Weise verstimmt und hat das Gefühl, neben sich zu stehen. Hilde, die mit ihrer Ehe und dem Älterwerden hadert, fühlt sich in ihrem Körper nicht wohl und wird zur Dauerpatientin: »Alles tut mir weh.« Johann, ein junger Jurist, will perfekt sein und verzweifelt, weil er zu sich und anderen wenig Zugang findet: »Es gibt immer Konflikte, ich weiß nicht warum.« Der Student Christian kann den grauen Alltag kaum ertragen und sucht beständig nach »erregtem Glanz«. Richard, ein erfolgreicher Architekt, kann sein Leben seit Jahren ohne »heiße Affären« nicht ertragen. Jetzt hat sich seine Ehefrau nach jahrelanger Ehe »unerklärlicherweise« von ihm getrennt. Er denkt daran, sich zu erschießen. Der Angestellte Wolfgang, der sich gern Wolf nennen lässt, wird durch eine Umstrukturierung in seinem Betrieb an den Rand gedrängt: »Die haben mir den Boden unter den Füßen weggezogen.« Er ist schwer gekränkt und reagiert mit einer langen depressiven Phase. Die Schülerin Christine kann ihre Gefühle nicht kontrollieren und flüchtet sich in Alkohol und Drogen. Der Musiker Berthold sucht die Ekstase und landet im Chaos. Er sucht einen Weg zwischen der Skylla der Einfallslosigkeit und der Charybdis des »psychotischen Absturzes«. Die Lehramtsstudentin Mara befindet sich seit Jahren in einem »Gefühlswirrwarr«. Sollte sie einer Freundin folgen und sich ihrer Konfusion durch Selbstmord entziehen?

Die in der Psychotherapie am häufigsten vorkommenden Diagnosen dienen als Gliederung. Zunächst erzähle ich von einer psychotherapeutischen Beratung bei einer Belastungsreaktion. Dann schildere ich die relativ kurzen Behandlungen von leichten Depressionen und sozialen Ängsten. Die Behandlungsverläufe von älteren Menschen, die unter schwereren Depressionen oder unter ihren Persönlichkeitseigenschaften leiden, schließen sich an. Danach geht es um einen Patienten mit einer lebensbedrohlichen Depression, später um die Behandlung einer jugendlichen Patientin mit Emotionskontrollstörung mit schädlichem Gebrauch von Alkohol, Cannabis und anderen Drogen. Daran anschließend schildere ich die langwierige Behandlung eines Patienten mit der Diagnose »Schizophrenie«. Schließlich geht es um eine Patientin, die ihre Gedanken und Gefühle nicht ordnen konnte und ernsthaft selbsttötungsgefährdet war. Sie benötigte viele Jahre, um zu sich selbst zu kommen. Sie war mir mit der Diagnose »Schwere Borderline-Persönlichkeitsstörung« vermittelt worden.

Die im Rahmen der Nachgespräche erhaltenen Ergänzungen, Korrekturen und Bestätigungen sind für das Verständnis psychotherapeutischer Prozesse von unschätzbarem Wert. Meinen Patient*innen gebührt hierfür ein besonderer Dank.

Die einzelnen Behandlungsgeschichten sind nach folgenden Gesichtspunkten geordnet: Wie entwickelt sich eine therapeutische Beziehung? Welche Rolle spielen Verhaltensänderungen? Wie werden unangemessene Einstellungen korrigiert? Auf welchen Wegen werden unbewusste Konflikte gelöst und wie wird kreative Selbstverwirklichung ermöglicht? Im Hintergrund steht ein integratives Behandlungskonzept, das sogleich dargestellt wird. Dieses schulenübergreifende Psychotherapiemodell geht von der therapeutischen Beziehung aus (a). Es berücksichtigt verhaltenstherapeutische (b), kognitive (c) und psychodynamische (d) Dimensionen. Diese Elemente schließen sich nicht aus, sondern ergänzen sich zwanglos in der psychotherapeutischen Praxis. Sie lassen sich durch eine existenzielle Grundhaltung verbinden, die Verstehen, Kommunikation und Kreativität als Basis menschlicher Entwicklung auffasst (e).

Ein integratives ABCDE-Modell praktischer Psychotherapie

Seit Menschengedenken kennen wir menschliche Begegnungen, die psychotherapeutisch wirken. In Religionen und Philosophien finden wir eine Vielfalt von Erzählungen, die uns aufklären, wie wir psychische Störungen verhindern und behandeln können. Spätestens seit Konfuzius und Laotse, Sokrates und Plato wissen wir, dass in allen Hochkulturen weise Personen suchende und verirrte Menschen auf dem Weg begleiteten, ihre Gefühle zu verstehen, ihre Gedanken zu ordnen und ihr Leben sinnvoll zu gestalten. Psychotherapeutisch wirksame Kulturtechniken wurden schon früh beschrieben. So finden wir zum Beispiel bei den altgriechischen Ärzten Prinzipien der psychotherapeutischen Kunst, die erstaunlich modern klingen: Persönliche Begleitung durch kundige Personen (a), gesundheitsförderndes Verhalten (b), Streben nach geistiger Klarheit (c) und emotionaler Ausgewogenheit (d) sowie die Akzeptanz, dass die Lebensführung eine konfliktreiche Aufgabe darstellt (e).

Diese kulturell tief verwurzelten therapeutischen Prinzipien werden bis heute in immer wieder neuen Gewändern angewandt und weiterentwickelt. Im Gegensatz zu Schaman*innen bedienen sich klassische und moderne Psychotherapeut*innen keiner magischen Beschwörungen, sondern einer rationalen Praxis. Sie behandeln psychische Störungen nach wissenschaftlichen Prinzipien und begleiten professionell ihre Patient*innen auf der Suche nach einem gesunden Lebensstil, Selbstverwirklichung und sozialer Erfüllung. Viele verstehen sich wie die antiken Weisheitslehrer als Geburtshelfer*innen. Sie entbinden die in den Patient*innen schlummernden Potenziale.

Moderne Behandlungsverfahren entwickeln die tradierte kulturelle Praxis weiter und versuchen, sie wissenschaftlich zu begründen. Es werden immer wieder neue oder scheinbar neue Techniken erfunden. Zu ihrer wissenschaftlichen Begründung müssen sie die kulturelle Vielfalt und die individuellen Besonderheiten vernachlässigen. Für die Wissenschaft ist Reduktion von Vielfalt und Abstraktion vom Besonderen notwendig. Die Praxis wird aber oft von anderen Prinzipien geleitet als von wissenschaftlichen Abstraktionen. Dies erkannten schon viele Psychotherapieforscher. Lazarus (1981) forderte schon in den sechziger Jahren des letzten Jahrhunderts einen »technischen Eklektizismus«. Viele Praktiker*innen schlossen sich dem an, doch behielt der Begriff des »Eklektizismus« einen negativen Beigeschmack. Er wird oft negativ, als undurchsichtige Vermischung verstanden und nicht positiv, als Integration von Elementen, die sich in den verschiedenen Schulen als hilfreich erwiesen haben.

Ein weiteres prominentes Beispiel für einen Psychotherapieforscher, der die Integration verschiedener Methoden forderte, ist Jerome Frank. Nach jahrzehntelanger Forschung und Praxis kommt er in *Persuasion and Healing*, etwas irreführend unter dem Titel *Die Heiler* (1997) in Deutschland erschienen, zu dem Schluss, dass Psychotherapie als komplexe Gesprächs- und Verstehenskunst aufzufassen sei. Rhetorik und Hermeneutik, verstanden als Praxis verständnisvoller Kommunikation, seien die Grundlagen, auf denen spezifische therapeutische Techniken angewandt werden.

Die kognitiven Verhaltenstherapien (KVT) begründen ihre Wirksamkeit vorwiegend lerntheoretisch und mit empirisch-statistischen Untersuchungen. Bei näherer Betrachtung haben die derzeit populärsten Verhaltenstherapien wie die dialektisch-behaviorale Therapie (DBT; Linehan, 2007), die Schematherapie (Young et al., 2008) und die Akzeptanz- und Commitment-Therapie (ACT; Hayes et al., 1999) längst die wissenschaftlichen Paradigmen der lerntheoretisch begründeten Verhaltenstherapien überschritten. Sie berücksichtigen insbesondere die emotionale Bedeutung der therapeutischen Beziehung und die Dynamik innerpsychischer und systemischer Konflikte. Insofern könnte man sogar von »psychodynamischen und systemischen Verhaltenstherapien« sprechen. Empirisch-statistische Wirksamkeitsstudien belegen nur die generelle Wirksamkeit der als Verhaltenstherapie bezeichneten Psychotherapien, angefangen mit den von

Klaus Grawe (2000) seinerzeit zitierten Studien. Ihr methodisches Design erlaubt es nicht, den Einfluss der unbewussten Beziehungserfahrungen zu kontrollieren (s. Lambert, 2013; Fuchs, 2012). Deswegen bedienen sich moderne Verhaltenstherapeut*innen der gerade erwähnten Therapiemodelle DBT, Schematherapie und ACT, die sowohl körperliche als auch ästhetische Behandlungselemente intuitiv berücksichtigen.

Auf der anderen Seite berücksichtigen die von der Psychoanalyse abgeleiteten Verfahren seit ihrer Gründerzeit auch das erlernte Verhalten. Wie wir beispielsweise von Margarethe Walter wissen (s. Roos, 2006), hat Freud auch direkte Verhaltensratschläge gegeben und die meisten psychodynamischen Therapeut*innen schenken dem Verhalten ihrer Patient*innen sowohl innerhalb als auch außerhalb der Behandlungsstunden ihre Aufmerksamkeit. Sie haben dies aber zumeist nicht theoretisch reflektiert, so wie die meisten Verhaltenstherapeut*innen der unbewussten Psychodynamik keine theoretische Beachtung schenken konnten oder wollten. Dies hat sich in den letzten Jahrzehnten zunehmend verändert. Auf der Grundlage tiefenpsychologischer und psychoanalytischer Verfahren sind Konzepte entstanden, die kognitiv- und verhaltensorientierte Elemente explizit berücksichtigen. Besonders einflussreich sind in dieser Hinsicht die mentalisierungsbasierte Psychotherapie (MBT; Fonagy et al., 2011) und die interpersonellen Psychotherapien, z. B. die dynamisch-interpersonelle Therapie (DIT; Lemma et al., 2011).

Schließlich seien die Beiträge der Kreativitätsforschung und der »positiven Psychologie« erwähnt. Sie beleuchten allgemeine Prinzipien des persönlichen Wohlbefindens und Wachstums, die auch in Psychotherapien von Bedeutung sind. Wenn Martin Seligman nach einer langen Laufbahn als Forscher zu generellen Konzepten zur Förderung menschlicher Entwicklung kommt, so verlässt auch er den engen methodischen Rahmen seiner ursprünglichen Forschungen. In *Flourish* (2012) beschreibt er fünf Prinzipien von Wohlergehen und Erfolg: Positive Emotionen, Engagement, persönliche Beziehungen, Sinnhaftigkeit und angemessene Leistungen. Zusammen mit Mihály Csíkszentmihályi (2014) nutzt er Ergebnisse aus der Kreativitätsforschung für den Beratungs- und Therapiebereich. Und in der Tat, Kreativität ist ein wesentlicher Faktor der psychotherapeutischen Wirksamkeit. Daher werde ich nach den Fallgeschichten den schöpferischen Aspekten der Psychotherapie ein eigenes Kapitel widmen.

Der Tatsache, dass individuelle psychotherapeutische Prozesse nicht umfassend empirisch-statistisch erfasst werden können, macht es nicht überflüssig, auch mit objektivierenden Verfahren die Psychotherapieergebnisse zu überprüfen. So hat eine Forschungsgruppe die Wirksamkeit des hier vorgeschlagenen integrativen Psychotherapiemodells empirisch-statistisch evaluiert, zumindest für den Bereich der psychotherapeutischen Beratungen und Kurztherapien (Hofmann et al., 2015; Sperth et al., 2013; Koutsoukou-Argyraki et al., 2017).

Ob die einzelnen Therapeut*innen wollen oder nicht: Es ergibt sich aus der Natur der menschlichen Begegnung, dass wissenschaftliche Annahmen und technische Regeln in eine praktische Kommunikation eingebettet sind. Aus Sicht der philosophischen Anthropologie legt Hans-Georg Gadamer (1960) überzeugend dar, dass die Wissenschaften die Regeln zu ihrer Anwendung in der Praxis nicht aus sich selbst heraus entwickeln können. Die sinnvolle Anwendung von Regeln ist auch in der psychotherapeutischen Praxis immer ein intersubjektiver und narrativer Verständigungsprozess.

Die Tatsache, dass viele Forscher*innen und Praktiker*innen im Alter Konzepte vorlegen, die umschriebene Theorien und Praktiken relativieren, erweitern und in komplexen Modellen integrieren, lässt sich mit der Gedächtnis- und Kreativitätsforschung begründen: Mathematische Höchstleistungen werden mitunter schon um das 20. Lebensjahr vollbracht. Die Rolle des Erfahrungswissens ist geringer als in anderen Bereichen. Naturwissenschaftler, die zwar viel wissen müssen, aber ein umschriebenes Gebiet bearbeiten, erreichen ihre Spitzenleistungen auch relativ früh. Es existieren viele Beispiele, dass naturwissenschaftliche Höchstleistungen, die zum Beispiel durch einen Nobelpreis ausgezeichnet wurden, um das 35. Lebensjahr erbracht wurden. Demgegenüber finden wir zum Beispiel in Kultur und Philosophie häufiger bedeutende Alterswerke.

Je komplexer zum Beispiel ein Kunstwerk ist, desto später wird es in einem Künstlerleben erschaffen. Einen Pop-Song kann man leicht um das zwanzigste Lebensjahr komponieren. So konnten Janis Joplin und Amy Winehouse, Jimmy Hendrix und Jim Morrison mit 27 Jahren sterben und dennoch unvergessene Lieder hinterlassen. Wären Giuseppe Verdi und Richard Wagner mit 27 Jahren gestorben, so gäbe es nichts von dem, was bis heute fasziniert. Je vielschichtiger die Werke sind, desto zeitaufwendiger sind die vorbereitenden Erfahrungen. Auch in der Politik, wo es um das Verständnis komplexer Zusammenhänge geht, erreichen Personen oft erst in höherem Alter eine Weisheit, die Jüngeren nicht möglich ist. Sie müssen viel erlebt und durchdacht haben, um hohe Komplexität zu bewältigen.

Dies geschieht oft intuitiv, was nichts Mystisches in sich trägt. Intuition ist die unbewusste Verarbeitung komplexer Informationen, deren Ansammlung Zeit und Erfahrung erfordert. Sie muss natürlich durch bewusste Reflexion immer wieder überprüft werden.

Es ist offensichtlich, dass Psychotherapie ein hochkomplexer Bereich ist, der viel Erfahrungswissen erfordert. Im deutschen Sprachraum hat sich Hilarion Petzold den vielschichtigen wissenschaftlichen Grundlagen der Psychotherapie gewidmet und sich für eine Methodenintegration eingesetzt. In seinem dreibändigen Werk *Integrative Therapie* (2004) geht er von umfangreichen natur- und kulturwissenschaftlichen Erkenntnissen aus. Theoriegeleitet entwirft er komplexe therapeutische Modelle. Im Gegensatz dazu stützen sich die Bemühungen von Klaus Grawe um eine »Allgemeine Psychotherapie« (2000) auf empirische Studien. Diese artifiziellen Studien sind allerdings schon aufgrund der Kürze der Behandlungen für die psychotherapeutische Praxis nicht repräsentativ. Aus psychoanalytischer Sicht hat sich zum Beispiel Peter Fürstenau mit Methodenintegration auseinandergesetzt (1994). Er bemängelt, dass Psychoanalytiker*innen die Chancen kognitiv-verhaltenstherapeutischer und systemischer Interventionen nicht ausreichend nutzen würden. Andererseits wird von Psychoanalytiker*innen kritisiert, dass Verhaltenstherapeut*innen aufgrund ihrer theoretischen Orientierung unbewusste Prozesse nicht angemessen handhaben würden.

International ist das »Generic Model« von David Orlinsky und Ken Howard (1987) beispielhaft, um die Komplexität psychotherapeutischer Prozesse zu beschreiben. Guillem Feixas und Luis Botella (2004) nähern sich einer integrativen Psychotherapie unter konstruktivistischen Perspektiven. Bruce Wampold (2007) integriert einzelne Techniken in einem humanistischen Beziehungsmodell. Sabine Herpertz (2020) befürwortet einen modularen Einsatz unterschiedlicher Therapieelemente. Es scheint an der Zeit zu sein, dass wir Konzepte erstellen, welche die komplexe Begegnung in der Psychotherapie und einzelne technische Elemente in einem einheitlichen Modell zusammenführen. Das hier vorliegende integrative Modell ist ein solcher Versuch, der zusammenführt, was vorher künstlich auseinandergerissen wurde.

Obwohl die Methodenintegration in der Psychotherapie plausibel erscheint, ist es schwierig, sich aus den Verengungen der eigenen psychotherapeutischen Ausbildung zu befreien. Es ist verständlich, dass sich Anfänger*innen im komplexen Feld der Psychotherapie an klare und wissenschaftlich begründete Regeln halten möchten. Auch berufspolitisch Aktive brauchen Richt- und Leitlinien. Die fundierte Ausbildung in einem anerkannten Verfahren ist notwendig und verlangt einen beträchtlichen Zeitaufwand. Dennoch kann die Integration anderer Ansätze schon früher erfolgen. Die wissenschaftlichen und besonders berufspolitischen Widerstände lassen sich überwinden. Berufspolitiker spüren sehr deutlich, dass sie den Kontakt zu den tätigen Psychotherapeut*innen verlieren, wenn sie nicht für kreative Veränderungen offen sind. Wissenschaftliche Erkenntnisse und institutionelle Regeln werden steril, wenn sie die Besonderheiten der Praxis ignorieren. Viele Aspekte menschlicher Begegnungen lassen sich nicht empirisch erklären, sondern nur in einem gemeinsamen Verstehensprozess begreifen. Deswegen ist in der Psychotherapie individuelle Erfahrung so bedeutsam.

Aus den genannten Gründen habe ich grundlegende psychotherapeutische Prinzipien aus der Praxis abgeleitet und anhand von Einzelfällen beschrieben. Die aus meiner Sicht wirksamen Prinzipien lassen sich in einem integrativen ABCDE-Modell zusammenfassen:

A: Gestaltung der therapeutischen Beziehung (Alliance)
B: Modifikation unangemessenen Verhaltens (Behavior)
C: Klärung von dysfunktionalen Einstellungen (Cognitions)
D: Erhellung der unbewussten Konfliktdynamik (Dynamics)
E: Verstehen und Kommunikation als existenzielle und kreative Aufgabe (Existentials)

Diese Elemente, die im Folgenden näher beschrieben werden, kommen nicht bei jeder Patientin und jedem Patienten und nicht in jeder Behandlungsphase gleichzeitig zur Anwendung. In der Regel beginnen psychotherapeutische Behandlungen mit dem Aufbau der therapeutischen Beziehung (a). Respekt, Interesse, Empathie und professionelle Sorge sind die Basis von unterstützenden, stabilisierenden und Hoffnung vermittelnden Interaktionen. Dann folgen häufig auf das Verhalten zielende Interventionen (b). Schon die Vereinbarung eines bestimmten Therapie-Settings ist ein verhaltensorientiertes Angebot, indem es Patient*innen signalisiert, dass es gut und richtig ist, sich mit Problemen und Störungen auseinanderzusetzen. Die Gesprächsführung, gleich welcher Therapieschule, setzt spontan ein gewisses Modelllernen in Gang. Auch die Klärung unangemessener Sichtweisen und Einstellungen (c) ergibt sich relativ zwanglos aus dem therapeutischen Gespräch. Unterschiedliche Einschätzungen, Meinungen und Vorurteile treffen aufeinander und geraten in Bewegung. Im günstigen Fall führt die Konfrontation der Wirklichkeitskonstruktionen von Patient*innen mit den wissenschaftlich begründeten und erfahrungsbasierten Meinungen der Therapeut*innen zu heilsamen Einsichten.

Wenn sich ein vertrauensvoller Resonanzraum entfaltet hat, werden oft unbewusste Beziehungskonflikte inszeniert (d). Die Psychoanalyse nennt dies Übertragung und Gegenübertragung. Diese kann man durch eine differenzierte Analyse der therapeutischen Beziehung erhellen. Schließlich besteht ein schulenübergreifendes Prinzip darin, Patient*innen anzuregen, in einen schöpferischen Dialog mit sich und ihrer Umwelt einzutreten. Dies kann in wenigen Sitzungen geschehen, manchmal ist aber auch eine jahrelange psychotherapeutische Begleitung notwendig. Es ist nicht banal, festzuhalten, dass das Fundament der allermeisten Psychotherapien das verständnisvolle Gespräch ist. Verstehen und Kommunikation stellen die philosophisch anthropologischen Grundlagen unserer Existenz dar und begründen auch die therapeutische Begegnung (e). Systemische Aspekte spielen auf allen Ebenen eine Rolle (von Schlippe & Schweitzer, 2013). Die genannten Dimensionen des ABCDE-Modells werden weiter unten im Einzelnen erläutert. Es unterscheidet sich von dem Modell von Ellis (2008) durch die weitergehende Integration unterschiedlicher psychotherapeutischer Verfahren.

In den folgenden Behandlungsgeschichten wird gezeigt, wie die einzelnen Elemente integrativer Psychotherapie in den verschiedenen Phasen der Psychotherapie wirksam werden. Die differenzielle und gleichzeitig integrative Anwendung von verschiedenen Methoden kann auch als Diagnostikum dienen: Hat man alle fünf Elemente zur Verfügung, so können Patient*innen sowie Therapeut*innen besser entscheiden, auf welcher Ebene sich eine möglicherweise längere Therapie vorwiegend bewegen soll. Es hängt nicht nur von den Diagnosen, sondern von ihren emotionalen, kognitiven und sozialen Ressourcen ab, ob Patient*innen mehr von einer allgemein unterstützenden, kognitiv-verhaltenstherapeutischen, psychoanalytischen oder existenziell begleitenden therapeutischen Haltung profitieren. Im Rahmen einer integrativen Beratung oder integrativen Kurztherapie wird relativ rasch sichtbar, von welchen Behandlungselementen Patient*innen am besten profitieren. Diese können dann, im Rahmen einer schulengebundenen längeren Therapie bevorzugt eingesetzt werden. Die wesentlichen Elemente integrativer Psychotherapie werden jetzt im Einzelnen beschrieben.

A: Die therapeutische Beziehung

Unterstützende Beziehungen begleiten das gesamte Leben. Dies beginnt mit den Eltern, setzt sich in Tagesstätte und Kindergarten, Schule, Ausbildung, Beruf, Freundschaften und Liebesbeziehungen fort. Wir sind darauf angewiesen, gesehen und beantwortet zu werden. Säuglinge verkümmern, wenn ihr Blick nicht einfühlsam erwidert wird. Dieses menschliche Grundbedürfnis bleibt bis ins hohe Alter erhalten. Ohne bestätigende Beziehungen entleert sich die Welt. Die psychotherapeutische Beziehung stellt einen Spezialfall dar, in dem die positiven Aspekte persönlicher Beziehungen systematisch genutzt werden: Vertrauen, Offenheit, Einfühlung, Verständnis und Wertschätzung. Eine angemessene therapeutische Beziehung ist die Basis jedes psychotherapeutischen Erfolgs. Empathie und Kompetenz sind zwei Seiten der gleichen Medaille.

Psychotherapeut*innen behandeln von leichten Anpassungsstörungen und Ängsten bis zu schweren Depressionen, Persönlichkeitsstörungen und Psychosen eine Vielzahl psychischer Erkrankungen. Gleichzeitig sind sie aber auch Weggefährt*innen, die ihre Patient*innen in existenziell bedeutsamen Entwicklungskrisen begleiten. Ihnen werden verschiedene Rollen zugewiesen: Sicherheit vermittelnde Expert*innen, anerkennende Begleiter*innen, verständnisvolle Gesprächspartner*innen. Immer sind die persönliche Bindung und Passung von großer Bedeutung. Dies lässt sich sowohl praktisch als auch empirisch-psychologisch und neurobiologisch begründen (s. z. B. Fonagy et al., 2011).

In therapeutischen Beziehungen herrschen aber nicht nur Empathie und gegenseitiges Verstehen. Wie alltägliche Beziehungen sind auch therapeutische Begegnungen durch emotionale und intellektuelle Missverständnisse gefährdet. Um diese zu erkennen und zu lösen, ist eine fundierte Ausbildung und klinische Erfahrung unerlässlich. Wenn Therapeut*innen gelernt haben, ihre Patient*innen emotional anzunehmen, sie zu verstehen und zu unterstützen, ist dies eine gute Basis, spezifische Techniken anzuwenden. Viele Patient*innen haben Gemeinsamkeiten und doch ist jeder Einzelfall besonders, so wie Liebes- und Freundschaftsbeziehungen einerseits nach bekannten Mustern verlaufen und doch immer neu und einzigartig sind. Die Gestaltung einer positiven therapeutischen Beziehung ist immer eine kreative Aufgabe. Kreative Beziehungsgestaltung ist aber keine leichte Aufgabe, sondern findet zumeist in einem Wechselspiel von konstruktiven und destruktiven Kräften statt (s. Holm-Hadulla, 2011).

Die therapeutische Beziehung ist ein schulenübergreifendes Prinzip. Die empirische Psychotherapieforschung hat bestätigt, dass die Qualität der therapeutischen Beziehung entscheidend für den Verlauf von Psychotherapien ist (Lambert, 2013). Carl Rogers (2014) beschrieb Echtheit, Empathie und Wertschätzung als Grundelemente einer positiven therapeutischen Beziehung. Auch kognitive Verhaltenstherapeut*innen und systemische Psychotherapeut*innen schätzen die therapeutische Beziehung (Hautzinger, 2013; von Schlippe & Schweitzer, 2013). In den existenziellen Verfahren spielt die authentische Begegnung seit Victor Frankl (2005) und Irvin Yalom (2010) eine zentrale Rolle. Die moderne Psychoanalyse sieht ihre wesentliche therapeutische Technik darin, die in der therapeutischen Beziehung stattfindenden Übertragungs- und Gegenübertragungsreaktionen aufzuklären. Dies unterscheidet sie von anderen Verfahren (Kernberg, 2013). Aber auch hier sind respektvolle Akzeptanz, empathisches Interesse und professionelle Sorge Grundvoraussetzungen, an denen sich Therapeut*innen orientieren. Meist sind solche Begriffe nur unterschwellig relevant. In therapeutischen Krisensituationen können sie jedoch wesentliche Orientierungshilfen sein.

Als Schlüsselbegriff möchte ich »Anerkennung« vorschlagen. Er ist geeignet, biologische, psychologische und philosophische Konzepte zu verbinden: Neurobiologische Studien (Bauer, 2008) und die Bindungsforschung (Brisch, 2013) zeigen, wie wichtig es für die menschliche Entwicklung ist, gesehen und beantwortet zu werden. Aber auch für Erwachsene ist Anerkennung ein wesentlicher Gesundheitsfaktor (Antonovsky, 1997; Seligman, 2012; Csíkszentmihályi, 2013). Der Begriff Anerkennung ermöglicht auch einen Brückenschlag zu den Sozial- und Kulturwissenschaften. Philosophisch ist die Bedeutung der Anerkennung am umfassendsten bei G.W.F. Hegel ausgearbeitet. Bei allen Problemen, die interdisziplinäre Vermittlungsversuche beinhalten, könnte die von Hegel ausgearbeitete Anerkennungsdialektik auch für psychotherapeutische Belange bedeutsam sein. In seinem 1807 erstmals erschienenen epochalen Werk, der *Phänomenologie des Geistes* (1970), fasst er eine lange Kulturgeschichte zusammen. Sie mündet darin, dass die Entwicklung von Individuen und Gesellschaften im Kampf um Anerkennung erfolgt. Auch die philosophische Hermeneutik (Gadamer, 1986) unterstreicht die bio-psychosoziale Bedeutung der Anerkennung. Sie ist die Grundlage des Verstehens.

Ein schönes Beispiel für das »Prinzip Anerkennung« ist die psychotherapeutische Beratung von Margarethe Walter (im Folgenden: Roos, 2006).

Ihr Vater brachte sie im Jahre 1936 zu dem damals in Fachkreisen angesehenen, aber auch umstrittenen Sigmund Freud. Die damals 18-Jährige hatte nach Auskunft ihres Hausarztes »ein Seelenleiden«. Von Nachbarn wurde sie als »sonderlich« eingeschätzt und der Kohlenhändler von gegenüber erzählte, dass sie »total verrückt« sei. Sie selbst fühlte sich sehr einsam und ungeliebt. Ihre Mutter war bei der Geburt verstorben und die Stiefmutter verhielt sich kalt und abweisend. Auch den Vater erlebte sie als unnahbar. Sie hatte keinerlei Freiheiten und durfte keine eigenständigen Interessen entwickeln.

Im Gespräch mit Freud fühlte sich Margarethe sogleich angenommen: »Er hat mich regelrecht in den Blick genommen.« Damit ist nicht der diagnostische Blick des Arztes gemeint, sondern die achtsame Anerkennung ihrer Person. Nachdem Freud ihren Vater ins Nebenzimmer verwies, eröffnete sich ihr ein ungeahnter Spielraum. Sie hatte das Gefühl, im Gespräch mit einem Psychotherapeuten erstmals in ihrem Leben über sich sprechen zu können. Die Anteilnahme dieses aufmerksamen Zuhörers bewirkte, dass sie über ihren Hass auf die Stiefmutter nachdenken konnte. Sie durfte sich über die Strenge des Vaters, der ihr Freundinnen verbot, und die langweilige Schule ungeschminkt beklagen. Ihre Einsamkeit konnte sie zur Sprache bringen und Freud schien sich für alles zu interessieren. Während des gesamten Gesprächs fühlte sich Margarethe von seiner Anteilnahme »umhüllt«. Immer wieder ermunterte er sie, weiterzusprechen. Durch sein Interesse habe er etwas in ihr geöffnet, was vorher niemand sehen wollte. Offensichtlich entfaltete sich die heilsame Wirkung dieser therapeutischen Begegnung in einem Anerkennungsverhältnis. Dies ist eine existenzielle Dimension jeder gelungenen therapeutischen Begegnung, auf die wir unter Punkt (e) zurückkommen werden. Im anerkennenden Blick des Therapeuten eröffneten sich Margarethe Walter neue Perspektiven, die ihr Leben veränderten. Die neuen Sichtweisen ermöglichten ihr auch Verhaltensänderungen, denen wir uns jetzt widmen.

B: Verhaltensmodifikation

Die in Mythen, Religionen und Weisheitslehren enthaltenen Kulturtechniken haben seit alters her auch dazu gedient, das Verhalten der Menschen zu regulieren. Offensichtlich benötigen Individuen und Gemeinschaften solche Anleitungen, um ihr Verhalten zu gestalten. Die Verhaltensforschung geht davon aus, dass der größte Teil menschlichen Verhaltens erlernt wird. Es kann deswegen auch durch Anwendung von Lernprinzipien verändert werden. Das klassische und operante Konditionieren sowie das Lernen durch Beobachtung sind bis heute von Bedeutung. In der systematischen Desensibilisierung kann man beispielsweise Angst erzeugenden Vorstellungen begegnen, indem man sie durch mit der Angstreaktion unvereinbare Aktivitäten – zum Beispiel Entspannung und ruhiges Nachdenken – begleitet. Solche Techniken, die kulturell in verschiedenen Schattierungen immer Anwendung gefunden haben, können durch problemzentrierte und störungsspezifische Modifikationen besondere Wirkungen entfalten.

Soziales Lernen findet in jeder therapeutischen Beziehung statt (Bandura, 1994). Aufmerksamkeit und Anerkennung seitens der Therapeut*innen können eine wesentliche soziale Verstärkung darstellen. Dadurch werden förderliche Verhaltensweisen, wie positive Selbstäußerungen, vermehrte Selbstexploration oder eigenständige Änderungsvorschläge, unterstützt. In diesem Prozess erhöht sich die Motivation zur Veränderung. Auf der Basis einer Situationsanalyse wird sowohl die Funktionalität als auch die Problematik des Verhaltens betrachtet. Anschließend werden alternative Verhaltensweisen erschlossen und eingeübt. Verhaltenstherapeutische Einzelheiten müssen den entsprechenden Manualen und Lehrbüchern entnommen werden (z. B. Linden & Hautzinger, 2008; Hautzinger, 2013).

Verhaltensänderungen werden aber oft erst möglich, wenn sie in der Fantasie vorgestellt werden. Imaginationen sind wichtige Bindeglieder zwischen Emotionen, Kognitionen und Handlungen (Reddemann, 2001). Die individuellen Vorstellungen entstammen selten einem Manual, sondern entstehen in der intersubjektiven Situation zwischen den beteiligten Personen. Hier können sie auch diskutiert und korrigiert werden. Dabei spielen systemische Aspekte eine große Rolle (Schlippe & Schweitzer, 2013).

Auch in Therapien, die sich auf unbewusste Konflikte konzentrieren, können Wissensvermittlung und das konkrete Erarbeiten funktionaler Verhaltensweisen hilfreich sein. Warum sollte man einem Studenten, der aufgrund eines Autoritätskonflikts mit seinem Vater seine Begabungen nicht nutzt und nicht zielgerichtet arbeiten kann, wirksame Verhaltensratschläge vorenthalten? Nach meiner Erfahrung stört dies die psychodynamische Arbeit in keiner Weise. Ganz im Gegenteil: Die meisten Patient*innen fühlen sich unterstützt und lassen sich wesentlich vertrauensvoller auf die konfliktzentrierte Arbeit ein. Nehmen wir die Regeln zum produktiven Arbeiten in Studium und Beruf als Beispiel, die ich in meinem Buch *Kreativität zwischen Schöpfung und Zerstörung* (2011) beschrieben habe: Probleme akzeptieren, Rituale entwickeln, Spannung nutzen, Arbeitstechniken individualisieren, Störungen vermeiden, Freiräume gestalten.

Solche Verhaltensweisen können in der Therapie gemeinsam entwickelt werden. Patient*innen werden dadurch oft zu gezieltem Experimentieren angeregt. Während einzelner Sitzungen kann man das Verhalten reflektieren und sich wenig später wieder auf die unbewusste Beziehungsgestaltung einlassen, in der die psychodynamischen Konflikte sichtbar werden. Die unterschiedlichen verhaltenstherapeutischen, psychoanalytischen und systemischen Zugangsweisen stören sich nicht gegenseitig, wenn sie richtig angewandt werden. Dabei hängt es von den Bedürfnissen der Patient*innen und der Empathie und Kompetenz der Therapeut*innen ab, welche Aspekte im Augenblick der Sitzung besonders beachtet werden. Letztlich ist es immer ein gemeinsamer Verständigungsprozess, der über die Schwerpunkte entscheidet.

Die später beschriebenen Patient*innen haben bestätigt, dass in manchen Therapiephasen, zumeist anfänglich, die verhaltenstherapeutische Modifikation ihrer Vermeidungsstrategien hilfreich war. Der Angestellte Wolfgang hatte große Probleme, schwierige Gespräche zu überstehen. Aufgrund seiner Antriebshemmung und depressiven Stimmung sowie seines verminderten Selbstwertgefühls konnte er seine Standpunkte nicht vertreten. Psychoanalytisch verstanden wir, dass dies mit einer sehr ambivalenten Identifikation mit seinem Vater zusammenhing. Verkürzt formuliert hatte er unbewusst die folgende Überzeugung: »Wenn ich erfolgreich bin, verhalte ich mich wie mein Nazi-Vater«. Trotz dieser tief reichenden Konflikte waren ihm die folgenden Regeln zu erfolgreicher Verhandlungsführung hilfreich: Sachliche Aspekte von persönlichen trennen, Interessen fokussieren statt Ideologien, Optionen für alle beteiligten Konfliktparteien entwickeln. Aus meiner Sicht schadet es nicht, solche Regeln im Bedarfsfall durchzusprechen, auch wenn man sich sonst mit Erinnerungen, Träumen und Beziehungsproblemen beschäftigt.

Selbst der Begründer der Psychoanalyse, Sigmund Freud, hatte keine Scheu vor kognitiv-verhaltenstherapeutischen Interventionen. In dem beschriebenen Gespräch mit Margarethe Walter gab er direkte Verhaltensratschläge. Auch die rationale Erörterung von Fehleinstellungen, die man in kognitiven Verhaltenstherapien oft durchführt, war ihm nicht fremd. Margarethe erklärte er, dass sie mit 18 Jahren erwachsen sei. Dazu gehöre die

Überwindung der Klage und die Entwicklung der eigenen Persönlichkeit (s. Roos, 2006). Die eigenen Wünsche zu pflegen, sei ohne Widersprüche nicht möglich. Man dürfe nicht alles stumm hinnehmen, sondern müsse sich bestimmt und standfest verhalten, um eigene Interessen durchzusetzen. Freud konkretisierte dies am Beispiel der Filmbesuche mit dem Vater. Dieser führte Margarethe immer sogleich aus dem Kino, wenn Paare auf der Leinwand begannen, sich zu küssen. Freud riet ihr, dass sie unbedingt sitzen bleiben solle, wenn die nächste Kussszene käme. Diese scheinbar schlichte Verhaltensmodifikation berührt viele Bedeutungsebenen. Aus systemischer Sicht wurde eine festgefahrene Beziehung verflüssigt. Der Therapeut Freud nahm des Weiteren die Position eines »Hilfs-Ichs« ein, das die Patientin unterstützte, entlastete und ermutigte. Wahrscheinlich blieb vieles von dem, das Margarethe als so lebensentscheidend einschätzte, unbewusst.

Insgesamt können wir an diesem Beispiel sehen, dass verhaltensorientierte Interventionen immer auch mit intellektuellen, emotionalen und unbewussten Prozessen verbunden sind. Wir widmen uns auf der nächsten Ebene der kognitiven Klärung von unangemessenen Konzepten von sich selbst und der Lebenswelt.

C: Korrektur unangemessener emotionaler Schemata und gedanklicher Konzepte

Individuelle Erzählungen, Mythen, Religionen, Weisheitslehren und wissenschaftliche Erkenntnisse begründen das Verhalten der Menschen und geben ihnen Orientierung in einer verwirrend und mitunter chaotisch erscheinenden Welt. Aus diesen Interpretationshilfen von Geschehnissen und Anleitungen zur Lebensführung sind kognitive Therapieverfahren entstanden. Sie berufen sich gerne auf den römischen Philosophen Epiktet, der meinte, dass nicht die Ereignisse selbst den Menschen beunruhigen würden, sondern unsere Bewertungen der Vorkommnisse. Diese Überzeugung liegt allerdings auch schon der sokratischen Gesprächsführung und den von ihr abgeleiteten Kulturtechniken zugrunde. Auch buddhistische und konfuzianische Lehren, die darauf zielen, achtsam die eigenen Gefühle und Gedanken zu ordnen, werden derzeit gerne herangezogen. Alle diese Anleitungen fördern, unter anderem, das Kohärenzerleben.

Kognitiv-verhaltenstherapeutisch arbeitende Therapeut*innen legen den Schwerpunkt auf die systematische Veränderung dysfunktionaler Wahrnehmungs-, Denk- und Einstellungsmuster. Dabei spielt die Entwicklung alternativer Sicht- und Verhaltensweisen eine zentrale Rolle (de Shazer, 1989). In der kognitiven Therapie nach Beck (2004) und der rational-emotiven Verhaltenstherapie nach Ellis (2008) geht man davon aus, dass Menschen nicht direkt auf Situationen oder Ereignisse reagieren. Vielmehr sind die bewussten oder unbewussten Bewertungen dieser Ereignisse entscheidend für ihre Reaktionen. Verzerrte Bewertungen können mittels kognitiver und erlebensbasierter Strategien innerhalb einer förderlichen Beziehung modifiziert werden (s. z. B. Hautzinger, 2013). Meistens ist dies jedoch nicht ohne die Würdigung unbewusster Prozesse möglich, die beständig unser Denken und Fühlen beeinflussen. Dafür existieren mittlerweile auch neurowissenschaftliche Belege (Leuzinger-Bohleber & Weiß, 2014).

Deswegen berücksichtigen die anfangs rein lerntheoretisch begründeten Verhaltenstherapien zunehmend emotionale und unbewusste Prozesse. Dadurch ergeben sich Verbindungen mit psychodynamischen und existenziellen Therapieverfahren. Es entstehen Konzepte wie die Schematherapie, die von der Bedeutung lebensgeschichtlicher Erfahrungen und ihrer unbewussten Verarbeitung ausgehen (Young et al., 2008). In der dialektisch-behavioralen Therapie (Linehan, 2007) werden zudem körperorientierte und spirituelle Aspekte integriert. Auch die Akzeptanz- und Commitment-Therapie (Hayes et al., 1999) ist eine Integration altbekannter Kulturtechniken mit modernen therapeutischen Konzepten. »Mindfulness« erscheint als Schlüsselbegriff, in dem alte Kulturtechniken neu aufgelegt werden. Damit wird Psychotherapie auch in den kognitiv-verhaltenstherapeutischen Ansätzen ganzheitlich aufgefasst. Es wird zunehmend ein »funktioneller Kontextualismus« praktiziert. Dabei geht es besonders um Wechselwirkungen der Patient*innen mit ihrer Umwelt. Das Verhalten wird wie ein Text interpretiert, der in einer besonderen Situation sinnvoll ist.

Diese Auffassung ist allerdings auch ein Fundament der systemischen und psychoanalytischen Verfahren. Man sieht an den genannten Beispielen, wie ähnlich sich die auf den ersten Blick so unterschiedlichen Methoden werden. Immer geht es um emotionale Balance und geistige Klarheit sowie das Verstehen der persönlichen Lebenssituation auf dem Hintergrund von Biografie und sozialer Lebenswelt. Dabei spielt auch die Entwicklung von Zukunftsperspektiven mehr oder weniger explizit eine Rolle. Auf welchen Wegen diese Ziele erreicht werden, sollte sich an den

Patient*innen orientieren. Manche bevorzugen direkte Verhaltensmodifikationen und intellektuelle Reflexionen. Andere suchen Freiräume für freie Assoziationen, Träume und Fantasien. Und häufig wechselt dies im Lauf einer Therapie. So sind nach einer unterstützenden und stabilisierenden Anfangsphase (a) oft kognitiv-verhaltenstherapeutische Interventionen angemessen (b und c). Anschließend ist es oft notwendig, den therapeutischen Prozess zu vertiefen und Räume für freie Assoziationen und für die Analyse unbewusster Beziehungskonflikte zu eröffnen (d). All dies lässt sich in ein übergreifendes Konzept von Verstehen, Kommunikation und Kreativität integrieren (e).

D: Dynamik unbewusster psychischer Prozesse

Ein aktuelles Beispiel für die Integration verschiedener therapeutischer Ansätze ist die mentalisierungsbasierte Therapie (Fonagy et al., 2011; Schultz-Venrath, 2013). Dieses Verfahren ist eine Form psychodynamischer Therapie, die sich gut mit modernen kognitiven Konzepten vereinbaren lässt. Die MBT geht davon aus, dass das Mentalisieren von Affekten und Beziehungserfahrungen für psychische Gesundheit elementar ist. Dies ist auch eines der Fundamente psychoanalytischer Therapien (Freud, 1914). Die Psychoanalyse steht seit Freud einerseits auf neurowissenschaftlichem Boden und hat sich andererseits von den großen Erzählungen unserer Kultur inspirieren lassen. Sie ist bis heute Natur-, Sozial- und Kulturwissenschaft. Das Wissen um unbewusste psychische Prozesse, das auch durch die neurobiologische Forschung befördert wurde, ist mittlerweile Allgemeinbildung geworden. Man kann es als bestätigt ansehen, dass der größte Teil menschlichen Verhaltens durch unbewusste Emotionen, Informationsverarbeitungen und Handlungsimpulse bestimmt wird. Mittlerweile lässt sich die Wirksamkeit der Bearbeitung unbewusster Konflikte auch neurobiologisch bestätigen (Buchheim & Cierpka, 2012).

Krankmachende Konflikte entstehen aus psychoanalytischer Perspektive im Zusammenspiel von Anlagefaktoren und – in der Regel wiederholten – traumatischen Erfahrungen. Mangelhafte Bindungen, Kränkungen, Enttäuschungen und Misshandlungen können vielfältige körperliche und psychische Symptome erzeugen. Sie beeinträchtigen auch häufig die Vorstellungen von sich selbst und der Lebenswelt. Diese Vorstellungen und die damit verbundenen Gefühle können die Realität beträchtlich verzerren. Es wohnt ihnen eine Tendenz inne, sich immer wieder selbst zu bestätigen. Dies führt nicht nur zu Fehlinterpretationen der eigenen Bedürfnisse und Handlungen, sondern auch zu einer sich selbst und mitunter andere schädigenden Lebensgestaltung. Weil psychische Kohärenzmodelle aber notwendig sind, um chaotische Emotionen und Kognitionen zu ordnen, sind sie meist sehr beständig, auch wenn sie zu Unzufriedenheit und Verzweiflung führen. Sie lassen sich nur in längerer Arbeit durch befriedigendere Konzepte von Selbst und Welt ersetzen.

Dabei spielt die kreative Wiederbelebung der Vergangenheit eine besondere Rolle. In gelungenen psychodynamischen Therapien wird ein Raum eröffnet, in dem Patient*innen mit Erinnerungen, Vorstellungen und Affekten »spielen« können (Winnicott, 1971). Dieses Spiel steht nicht im Gegensatz zur Realität. Im Gegenteil, der therapeutische Spielraum ermöglicht oft eine gelungenere Realitätsgestaltung. Dies kann das Selbstwirksamkeitsgefühl, das eher von kognitiv-verhaltenstherapeutisch orientierten Therapeut*innen fokussiert wird, erheblich verbessern.

In der modernen Psychoanalyse werden die Fantasien, die sich auf das Verhältnis zu Therapeut*innen richten, besonders beachtet, weil sie als Neuauflagen von Beziehungskonflikten angesehen werden. Therapeut*innen nutzen gleichzeitig die von Patient*innen in ihnen ausgelösten Gefühle und Ideen, um die innere Welt ihrer Patient*innen besser zu verstehen. Dadurch lassen sich zentrale Beziehungskonflikte im Hier und Jetzt der therapeutischen Beziehung bearbeiten. Allerdings scheint es mir eine Verengung der Vielschichtigkeit der therapeutischen Begegnung zu sein, wenn alles, was Patient*innen äußern, als konflikthafte Übertragung aufgefasst wird und erst durch die Analyse der Gegenübertragung bearbeitet werden kann. Schon durch die bewusste Gestaltung in Erinnerung, Fantasie und Traum verlieren verdrängte Regungen häufig ihre Schrecken und Patient*innen fühlen sich vollständiger. Auch aus psychoanalytischer Sicht ist es eine existenzielle Herausforderung und kreative Aufgabe, die in jedem Menschen lauernden destruktiven Regungen in konstruktive psychische und soziale Aktivität zu transformieren (Freud, 1920, 1933). Zur Vertiefung der psychoanalytischen Dimensionen würde ich die Lektüre des Lehrbuchs von Helmut Thomä und Horst Kächele (2006) empfehlen.

Psychotherapeutische Behandlungen beginne ich in der Regel damit, meinen Patient*innen Mitgefühl und Anerkennung entgegenzubringen. Gleichzeitig versuche ich eine Gesprächsatmosphäre zu schaffen, in der sich Patient*innen authentisch ihren Sorgen und Nöten, aber auch Hoffnungen und Möglichkeiten widmen können. Wenn mir dysfunktionale Verhaltensweisen auffallen, versuche ich diese zu klären und zu verbessern. Auch offensichtliche kognitive Schemata, die Patient*innen zu einer Fehleinschätzung ihrer inneren und äußeren Realität führen, spreche ich an. Dabei sind die positiven Entwicklungsmöglichkeiten immer richtungsweisend. Wenn sich der therapeutische Prozess vertieft, kommen Patient*innen meist spontan in eine Stimmung, in der sie sich ihren Einfällen, Fantasien und Träumen widmen können. Das gleiche geschieht auf Seite der Therapeut*innen. Hier stellen sich Fantasien ein, die den Weg zu Konfliktlösungen und schöpferischen Möglichkeiten weisen.

Auch in psychoanalytischen Behandlungsphasen, wo das Übertragungs- und Gegenübertragungsgeschehen fokussiert wird, kann es sinnvoll sein, die Verhaltens- und kognitiven Dimensionen im Auge zu behalten. Besonders, wenn sich Patient*innen in diffuse Fantasien verstricken und den Boden unter den Füßen verlieren, helfen kognitiv-verhaltensorientierte Interventionen, eine maligne Regression zu verhindern. Dies spielt eine besondere Rolle bei Patient*innen, die gefährdet sind, in einen psychotischen Strukturverlust zu geraten.

E: Existenzielle Kreativität

Aus Sicht der philosophischen Anthropologie sind Verstehen und Kommunikation Grundlagen der menschlichen Existenz (Gadamer, 1960, 1986). Schon Säuglinge verarbeiten Reize aus ihrem Körper und aus der Umwelt aktiv. Es ist keine metaphorische Übertreibung zu sagen, dass Säuglinge ihre Welt »komponieren«. Diese primäre Kreativität bleibt bis ins hohe Alter erhalten, wenn sie nicht durch traumatische Erfahrungen und Krankheiten zerstört wird. Neurobiologische Studien zeigen, dass durch gleichzeitige Erregung von Nervenzellen Netzwerke entstehen, die eine neuronale Organisation ermöglichen. Kohärente neuronale Netzwerke sind für die Funktionsfähigkeit des Organismus unverzichtbar. Durch diese Netzwerke werden Wahrnehmungen organisiert und Erinnerungen ermöglicht. Erregungen, Affekte und Gefühle werden mit den dazu gehörigen Gedanken, Stimmungen und Erlebnissen verknüpft und bilden eine komplexe Organisation, die eine gewisse organismische Stabilität garantiert. Psychologisch kann man diese Organisation als psychische Struktur bezeichnen, die Identitätsgefühl, Emotionskontrolle und sinnvolle Handlungen ermöglicht.

Die kohärente Organisation von Erfahrungen ist auch ein wesentliches Element kultureller Bildungen. Kulturwissenschaftler*innen wie Jan Assmann (1997) zeigen, dass Menschen vom Beginn ihrer Geschichte, durch Mythen, Religionen und andere Erzählungen, sich über sich selbst und ihre Stellung in der Welt verständigen. Jedes Individuum ist in eine kommunikative Welt verwoben. Verstehen und Kommunikation sind nicht nur technische Mittel, sondern Fundamente des menschlichen Daseins (Gadamer, 1960). Aus Sicht der philosophischen Anthropologie sind Verstehen und Kommunikation Seinsweisen, in denen Menschen zu sich selbst kommen und gleichzeitig eine soziale Welt erschaffen. Dabei ist zu beachten, dass verständnisvolle Kommunikation nicht nur durch Worte ermöglicht wird, sondern auch durch Blick, Bewegung, Stimme und Berührung. Eine Vielzahl sinnlicher Erfahrungen führt zu einer einzigartigen Begegnung. Erkenntnistheoretisch ist es ausgeschlossen, dass man diese komplexe Ganzheit intersubjektiven und ästhetischen Erlebens mit naturwissenschaftlichen oder empirisch-psychologischen Methoden umfassend erklären könnte. Thomas Fuchs (2012) hat gezeigt, dass das Gehirn ein Beziehungsorgan ist. Es vermittelt sozio-kulturelle, psychisch-seelische und körperliche Wirklichkeiten. Hirnfunktionen sind jedoch nur notwendige, aber keine hinreichenden Bedingungen des Verstehens. Lebensweltliche Erfahrungen werden neuronal verarbeitet, aber nicht ersetzt. Ihre Bedeutung können sie erst im hermeneutischen Verstehen entfalten (s. Holm-Hadulla, 1997).

Jede Psychotherapie berührt existenziell die Bedeutung der Vergangenheit, die augenblickliche Befindlichkeit und die Zukunftsgestaltung. Es wäre naiv zu glauben, dass Psychotherapeut*innen auf die Grundfragen der Existenz bessere Antworten hätten als lebenserfahrene Menschen, Philosoph*innen und Künstler*innen. Sie haben aber gelernt, Patient*innen einen Resonanzraum zur Verfügung zu stellen, in dem sie ihre Leiden schildern und auf verschiedenen Ebenen beheben können. Jede dieser Dimensionen beinhaltet einen kreativen Aspekt, wenn man Kreativität als Erschaffung neuer und brauchbarer Formen definiert. Schon die Gestaltung der therapeutischen Beziehung ist immer ein ko-kreativer Prozess, wo neue und meist auch brauchbare Erfahrungen möglich werden (a). Gleichfalls kann man die Bewältigung individuellen Vermeidungsverhaltens und die Entdeckung von Verhaltensalternativen als kreativ bezeichnen. So ist es auch mit der Entwicklung neuer Einstellungen und Konfliktlösungen (c, d). Letztlich werden diese einzelnen Techniken am besten wirken, wenn sie in einer authentischen Begegnung existenzielles Verstehen und kreative Kommunikation ermöglichen (e).

Existenzielles Verstehen und kreative Kommunikation sind Konzepte, die von der philosophischen Hermeneutik ausgearbeitet wurden (Gadamer, 1960, 1986). Diese eignet sich als übergreifende Theorie, in deren Rahmen einzelne therapeutische Techniken differenziell und störungsorientiert angewendet werden können. Ihre Schlüsselbegriffe sind Geschichtlichkeit, Sprache und Erleben. Geschichtlichkeit bedeutet, dass wir alle in eine historische und soziale Entwicklung eingebunden sind, die unser Denken und Fühlen bestimmt. Dementsprechend interessieren sich auch alle psychotherapeutischen Schulen für die Erinnerungen ihrer Patient*innen. Erst im geschichtlichen Abstand werden frühere Erlebnisse verstehbar. Im Prozess des Verstehens werden sie nachträglich bedeutsam. Psychotherapie kann helfen, die eigene Geschichte in Besitz zu nehmen und sich dadurch ganzheitlicher zu erleben. Dazu ist allerdings das zweite hermeneutische Prinzip, die Sprachlichkeit, notwendig.

Sprache umfasst in hermeneutischer Sicht alle menschlichen Ausdrucksformen, nicht nur verbale, sondern auch Musik, bildende Kunst, Tanz, Mimik und Gestik. Menschen müssen sich ausdrücken. Am Phänomen Anerkennung haben wir gesehen, dass das Gesehen- und Beantwortetwerden ein Grundbedürfnis des Menschen ist. Dieses Bedürfnis bedient sich der Sprache in ihren verschiedenen Erscheinungsformen. Dabei ist zu beachten, dass die Sprache nicht nur ein Werkzeug ist, sondern ein Erfahrungszusammenhang, in den wir hineingeboren werden. Sie umfängt und begründet uns (Lang, 1973). Wir orientieren uns in der Welt durch die Sprache. Auch unsere Affekte werden erst zu greifbaren Gefühlen, wenn sie sprachlichen Ausdruck gefunden haben.

Der dritte Schlüsselbegriff der Hermeneutik ist das Erleben. Gadamer hat gezeigt, dass wirkliches Verstehen aus gemeinsamem Erleben entsteht. Dabei ist auch die sinnliche Erfahrung von Bedeutung. Die Behandlungsberichte werden zeigen, wie in der therapeutischen Begegnung neue und brauchbare Einfälle entstehen. Diese erscheinen oft als optisches Anschauungsbild, musikalische Erinnerung oder andersartiger sinnlicher Eindruck. Wenn eine vertrauensvolle therapeutische Beziehung zustande gekommen ist, induzieren Patient*innen in ihren Therapeut*innen Ideen, Fantasien und Stimmungen, die diese wiederum ihren Patient*innen in neuer und für sie verständlicher Form zurückgeben können. Dies wäre für Gadamer der Inbegriff des Gesprächs: »Im Gespräch-Sein heißt aber Über-sich-hinaus-

Sein, mit dem Anderen denken und auf sich zurückkommen als auf einen anderen« (Gadamer, 1986, S. 369). Dies ist eine schöne Zusammenfassung dessen, was man aus psychologischer und psychoanalytischer Sicht als Mentalisierung bezeichnet: das Verstehen der Gefühle, Gedanken und Erlebensweisen anderer in dynamischer Intersubjektivität. So resümiert Gadamer: »Wenn einer versteht, was ein anderer sagt, ist das nicht nur ein Gemeintes, sondern ein Geteiltes, ein Gemeinsames« (S. 19). Wenn die Bedeutungen von Erlebnissen verstanden werden, verbessert dies das Kohärenz- und Selbstwirksamkeitsgefühl und damit einhergehend den Wirklichkeitssinn. Schließlich ist die in diesem Sinne gewonnene Erfahrung nie abgeschlossen, sondern eröffnet den Horizont für neue Erfahrungen. Mit der Auffassung des Verstehens als niemals abgeschlossenes, dialogisches Geschehen stehen wir in einer langen Tradition. Sie wird nicht nur im westlichen Denken durch Philosophen wie Plato verkörpert, sondern findet sich auch im östlichen Geistesleben, zum Beispiel bei Konfuzius.

Alle später geschilderten Patient*innen, so unterschiedlich sie sind, konnten die heilsame Wirkung des dialogischen Verstehens erfahren. Es führte zu einer kreativen Transformation ihrer Verstimmungen, Ängste und Beziehungsschwierigkeiten. Kreative Transformation bedeutet, dass diffuse Affekte und verwirrende Gedanken in Gefühlen, Erinnerungen, Fantasien und Träumen eine Form finden und dadurch verstehbar werden. In psychologischer Terminologie könnte man auch von Zunahme emotionaler und kognitiver Kohärenz sprechen. Dass dies ein schulenübergreifendes Psychotherapieprinzip ist, zeigen auch neurowissenschaftliche und psychologische Studien. Dennoch würde ich als übergreifende Theorie die hermeneutische Verstehenskunst bevorzugen, weil sie geschichtliche und kulturelle Erfahrungen einbezieht. Gadamer würde zur Zunahme von Kohärenz sagen, dass wir durch das verständnisvolle Gespräch »die Vertrautheit und Erkenntnis der Welt selbst, und wie sie uns begegnet, erwerben« (1986, S. 149).

Margarethe Walter meinte, dass das Gespräch mit Freud sie »öffnete und werden ließ«. Er habe einen entscheidenden Impuls gesetzt und sie »in die Freiheit nach jeder Richtung entlassen« (Roos, 2006). Meine Patient*innen haben erlebt, dass es meistens längere Zeit dauert, bis Psychotherapie einen solch kreativen Prozess auslöst. Sie bestätigen, dass die kreative Begegnung mit sich selbst und der jeweiligen Umwelt ein schulenübergreifendes Prinzip ist. Es dient als Grundlage, um einzelne psychotherapeutische Techniken in einer einmaligen Begegnung integrieren zu können. Das

Abklingen von Symptomen und die wiedergefundene Freude am Leben zeigen an, dass Selbst und Welt wieder schöpferisch im Gespräch sind.

Für die psychotherapeutische Ausbildung bedeutet das Gesagte Folgendes: Psycholog*innen, Ärzt*innen, aber auch Personen aus anderen Berufen, arbeiten oft jahrelang psychotherapeutisch, bevor sie ihre Ausbildung in einem der zugelassenen Verfahren abgeschlossen haben. Besonders am Anfang kann ihnen das integrative Modell eine überschaubare Richtschnur vermitteln. Um selbstständig und besonders mit schweren Störungen vertiefend psychotherapeutisch arbeiten zu können, ist die Ausbildung in einem derzeit anerkannten Verfahren notwendig. Dabei sollten aber auch schon frühzeitig Erkenntnisse anderer Verfahren einbezogen werden. So erscheint es sinnvoll, dass psychodynamische und psychoanalytische Ausbildungskandidat*innen auch kognitiv-verhaltenstherapeutische und systemische Lehrveranstaltungen besuchen. Verhaltenstherapeutisch ausgerichtete Kandidat*innen können wiederum von psychodynamischen und psychoanalytischen Vorlesungen und Kursen profitieren. Je nach Grundausbildung könnte man von integrativer Verhaltenstherapie, integrativer tiefenpsychologisch fundierter Psychotherapie und integrativer analytischer Psychotherapie sprechen. Auch die Beherrschung störungsspezifischer und psychiatrischer Konzepte sowie der Grundlagen der psychosomatischen Medizin sind unerlässlich (z. B. Herpertz et al., 2007; Rudolf et al., 2007).

Diese Theorien und praktischen Anleitungen dienen als Grundlagen, das psychotherapeutische Feld zu strukturieren und unterschiedliche Therapieverfahren zu berücksichtigen. In Fallbesprechungen können die einzelnen Methoden auf besondere Situationen zugeschnitten werden. Dabei sind auch die gesellschaftlichen und kulturellen Rahmenbedingungen zu berücksichtigen. Alles fließt zusammen in einer einzigartigen Begegnung, die neben der Beseitigung von Symptomen auch die persönliche und soziale Entwicklung befördert. Es ist kein therapeutischer Luxus, wenn wir neben störungsspezifischen Verfahren und umschriebenen Methoden auch die existenzielle und kreative Entwicklung unserer Patient*innen im Auge behalten. Denn diese sind, wie unsere Geschichten zeigen werden, wesentliche psychotherapeutische Wirkfaktoren.

Auch für die Therapeut*innen ist die Reflexion ihrer individuellen Lebenserfahrungen vonnöten, weil diese als Vorverständnis jede psychologische Einschätzung beeinflussen. Dies geschieht nicht nur in der psychotherapeutischen Selbsterfahrung, sondern in der aktiven Teilnahme am

Leben selbst. Dazu gehören auch kulturelle Erfahrungen. Literatur, Film, Musik, bildende und darstellende Kunst vermitteln Erlebnisse und Einsichten, die mit neurowissenschaftlichen und psychologischen Methoden nicht erreichbar sind. Insofern sind künstlerische Darstellungen psychischer Störungen und ihrer Bewältigung unverzichtbare Quellen der psychotherapeutischen Bildung. Ein hervorragendes Beispiel ist das Leben und Werk des Wissenschaftlers, Staatsmanns und Dichters J.W. v. Goethe (s. Holm-Hadulla, 2019a). Er zeigt uns, wie Ängste, depressive Verstimmungen und verwirrende Leidenschaften durch Verstehen, Kommunikation und Kreativität bewältigt werden können und zu einer dynamischen Gesundheit führen. Am Ende des nach vielen schmerzlichen Erlebnissen verfassten Gedichts »Selige Sehnsucht« unterstreicht Goethe die Notwendigkeit, das Leben als Gestaltungsaufgabe anzunehmen: »Und solang du das nicht hast, / Dieses: Stirb und Werde! / Bist du nur ein trüber Gast / Auf der dunklen Erde.«

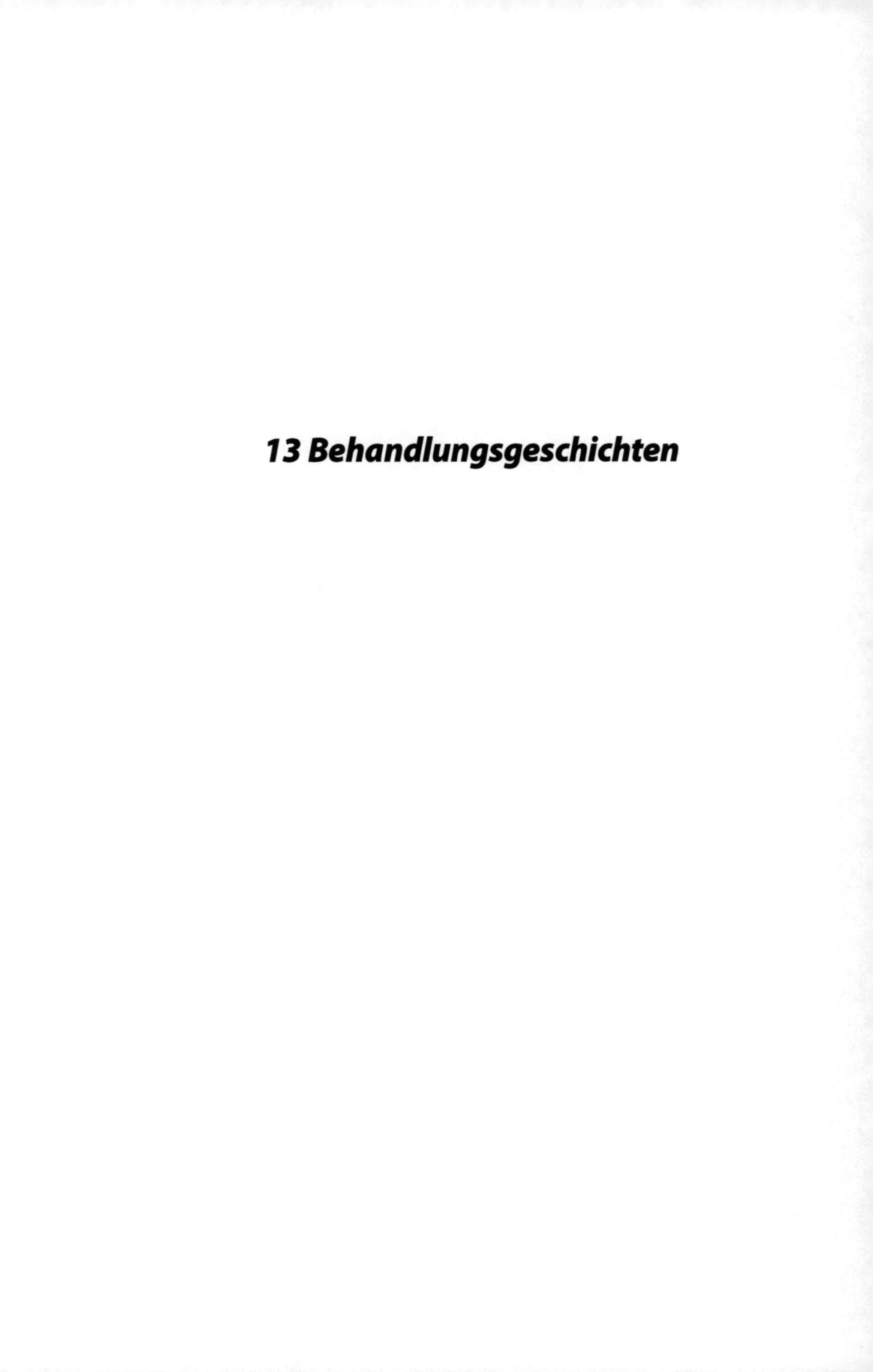

13 Behandlungsgeschichten

Akute Belastungsreaktion

Eine Sängerin verliert ihre Stimme

»Ich habe meine Stimme verloren.«

Während eines Kongresses erreicht mich per Mail die dringende Bitte einer Patientin um ein Gespräch: »Herr Doktor, Entschuldigung, ich bin Sängerin und habe meine Stimme verloren, es geht mir nicht gut, haben Sie einen Termin für mich?« Saskia berichtet in der Mail von ihrem Unglück und ihrer Verzweiflung. Sie hat ein Buch von mir gelesen und hofft, dass ich ihr helfen kann, wieder zu sich zu finden. Üblicherweise treffe ich mich nie mit Patient*innen außerhalb meiner Behandlungsräume. In diesem Fall mache ich eine Ausnahme und schlage ihr einen Termin am kommenden Vormittag in einem nahen gelegenen Café vor: »Ja, wunderbar, das hätte ich nicht gedacht, also im Café um 11:00.«

Wir erkennen uns gleich, eine schlanke traurig wirkende Frau. Bei der Begrüßung fallen mir ihr betrübter Blick und der matte Händedruck auf. Wir finden eine ruhige Ecke im Café und Saskia erzählt mit verzagter Stimme: »Nach sechs Jahren auf kleinen Bühnen bin ich nach Berlin gekommen. Ich hatte große Hoffnungen, doch ist die Beziehung, wegen der ich hierhergekommen bin, gleich in die Brüche gegangen. Mein Freund wollte es ›polyamourös‹, das ging nicht für mich, ich habe mich getrennt. Wegen einer Stimmbandentzündung kann ich kaum noch sprechen. Alles fühlt sich an, als wäre der Lack ab. Ich habe ein Selbstbewusstseinstrauma erlitten. Ist das nicht eine Steilvorlage für Depression mit Selbstmord? Aber es gibt keine ästhetische Variante davon, die andere nicht mit einbezieht.« Ihr sarkastischer Humor verfliegt schnell und eine trübselige Stimmung macht sich breit: »Ich habe ihn geliebt. Jetzt bin ich total verschlossen und sehe keine Hoffnung mehr.«

Während Saskia nun ausführlich ihre Enttäuschung und depressive Verstimmung beschreibt, überträgt sich ihre Traurigkeit auf mich. Meine gute Laune verfliegt, und der Kaffee schmeckt nicht: »Alexander war der Richtige, aber ich konnte nicht. Jetzt ist meine Stimme weg, was soll ich machen? Ich übe täglich, möchte andere erreichen, stelle mir vor, wieder aufzutreten, aber es geht nichts mehr.«

Ich habe keine spontanen Ideen, wie ich Saskia helfen könnte. Irgendwie fühle ich mich gelähmt. Nach einer Weile erinnere ich mich an meine therapeutische Aufgabe, Lösungen zu finden oder zumindest einen Hoffnungsschimmer zu entdecken. Ich halte es aber für fast ausgeschlossen, dass dies angesichts von Saskias Verzweiflung in einem Gespräch möglich sein könnte. Gleichzeitig beginnt mich meine eigene Einfallslosigkeit zu quälen. Mir kommen nur belanglose Ratschläge in den Sinn, mit denen ich Saskia nicht erreiche. Dennoch spüre ich eine Resonanz zwischen uns, die ich nicht genauer fassen kann.

Saskia erzählt ausführlich von ihren Leiden, und nach einer Weile erinnere ich mich plötzlich an den Sänger Thomas Quasthoff. Im Teesaal eines Hotels hat er mir einmal von seiner schwierigen Kindheit erzählt. Mit seiner Contergan-Behinderung fühlte er sich in einem kalten Kinderheim, in das er zur Behandlung eingewiesen worden war, furchtbar allein und verzweifelt. Zur Tröstung bewegte er rhythmisch seinen Kopf, schlug ihn aber nicht wie manche seiner Leidensgenossen gegen die Wand, sondern begann, Töne zu formen. Wenn er später von dunklen Stimmungen eingeholt wurde, riet ihm sein Gesangslehrer: »Pack's in die Musik.« Ich erzähle Saskia diese Episode und überlege, ob sie nicht mehr für sich selbst singen sollte anstatt für ein imaginäres Publikum: »Das ist vielleicht eine gute Idee, die anderen auch einmal zu vergessen, um mich selbst wieder zu spüren.« Wir besprechen jetzt ein paar Techniken, wie man einer depressiven Krise begegnen kann: Gute Alltagsrituale, Fortsetzung ihrer Arbeit und viel Bewegung. Auch rate ich ihr, die Unterstützungsangebote von Freunden getrost anzunehmen. Medikamente mag sie nicht einnehmen. Wir wollen das im Auge behalten, besonders, sollte ihre Depression noch schlimmer werden.

Gegen Ende unseres Gesprächs erzählt sie mir von einem Gespräch mit zwei Freundinnen. Diese kamen zu dem Schluss, dass ihr angesichts ihres frühkindlichen Schicksals kaum zu helfen sei. Da sei halt ein »Defekt« geblieben. Ich frage nach, und Saskia erzählt, dass die Mutter unmittelbar nach ihrer Geburt mehrere Jahre depressiv gewesen sei: »Sie stand für mich gar nicht zur Verfügung.« Während sie dies erzählt, fallen mir ihre vitalen und schönen Seiten auf. Ich sage relativ unbedacht: »Sicher ist das für ein kleines Kind sehr schwierig, aber Sie haben Ihre Mutter immerhin neun Monate lang gehabt.« Sie blickt mich ungläubig an, dann ein Schimmer in ihren Augen, ein leises Lächeln: »Das wäre ja schön.«

Vor unserer Verabschiedung rekapitulieren wir antidepressive Verhaltensstrategien und vereinbaren einen Termin per Skype eine Woche später. Ich bin sehr gespannt, wie es ihr gehen wird. Manchmal werde ich durch schnelle Besserungen überrascht, aber meist stellt sich die Schwere der Symptomatik deutlicher dar und erfordert eine intensive Psychotherapie.

In diesem Fall erreicht mich nach drei Tagen eine E-Mail: »Leider komme ich erst heute dazu, aber ich möchte nicht verabsäumen, Ihnen von ganzem Herzen DANKE zu sagen. Unser Treffen war so bereichernd und wohltuend für mich, und vieles von dem, was Sie sagten, schwingt nun in mir nach und arbeitet. Gestern habe ich mein erstes ›Ritual‹ abgehalten, und es war sehr emotional und schön. Wenn es nicht so pathetisch klänge, dann würde ich sagen: Sie haben die Kerze wieder angezündet!«

Beim Lesen dieser Mail habe ich gemischte Empfindungen: Einerseits fühle ich mich geschmeichelt, andererseits glaube ich nicht an Wunderheilungen. Mein Sachverstand sagt mir aber, dass wir zumindest in guten Kontakt gekommen sind und Saskia hoffnungsvoller geworden ist. Dies ist immer ein erster Schritt und augenscheinlich konnte sie auch etwas mit meinen verhaltensorientierten Ratschlägen anfangen. Noch wichtiger erscheint mir, dass wir uns »irgendwie« verstanden haben. Dass dieses Verstehen eine ziemlich schwierige Angelegenheit ist, werden die nachfolgenden Erzählungen zeigen. Wir werden aber auch sehen, wie beglückend es ist, wenn in einer Psychotherapie schöpferische Prozesse ausgelöst werden.

Saskia berichtet zwei Wochen später per Skype, dass es ihr guttue, regelmäßig zu laufen. Meinen Ratschlag, Einladungen wieder anzunehmen, hat sie »pflichtgemäß« umgesetzt. Am besten war, dass es ihr tatsächlich gelungen ist, allein für sich zu singen: »Eigentümlich, alles traurige Texte, aber doch irgendwie heilsam.« Besonders die Vertonung von Goethes Gedicht »Wonne der Wehmut« hat sie nachdenklich gemacht. Dort wird besungen, dass man sich dem Schmerz hingeben muss, um ihn zu bewältigen: »Ist das wirklich so?« Ich habe den Eindruck, dass bei Saskia innerlich etwas in Bewegung gekommen ist. Ihre Bedrückung ist natürlich noch da, aber sie geht aktiver damit um.

In einem weiteren Telefonat nach zwei Wochen drängen sich Todesthemen in den Vordergrund. Das Sterben ihres Vaters im letzten Jahr hat sie noch nicht verwunden. Die unterschwellige Belastung spürt sie jetzt deutlicher. Während sie sich damit näher beschäftigt, stellt sich die Hoffnung ein, »dass er als freundlicher innerlicher Begleiter zurückkehren könnte«. Sie hat wieder angefangen, Tagebuch zu schreiben: »Da gewinnt alles eine körperliche Form.« Ich verstehe diesen Ausdruck nicht ganz und habe ohnedies das Gefühl, mittels Skype keinen richtigen Kontakt zu finden. Sie selbst findet die Skype-Kommunikation nicht so störend und erzählt viel von ihren Gefühlen und Gedanken. Am Ende bedankt sie sich für meine Geduld.

Im nächsten Skype-Gespräch beschäftigt sich Saskia wiederum mit traurigen Erfahrungen. Sie hat das Gefühl, zu sich zu kommen, wenn sie ihre Liebesschmerzen musikalisch ausdrücken kann. Die tägliche Bürotätigkeit gibt ihr Halt, und sie ist froh, meinem Rat gefolgt zu sein, ihren Alltag wie gewohnt aktiv zu gestalten. Auch meinem »gelinden Druck«, wieder Freundinnen und Freunde zu treffen, ist sie nachgekommen. Sie vermutet, dass sie in der Lage ist, sich »an ihrem eigenen Schopf aus dem Sumpf zu ziehen«. Sie meint, ein tiefes Tal durchwandert zu haben und sich wieder besser zu spüren.

Drei Monate nach unserer ersten Begegnung hat Saskia einen neuen Freund gefunden, der ihr »richtig guttut«. Das geht aber nur, weil »ich mich selber wiedergefunden habe«. Etwas zweifelnd ergänzt sie: »Wie lange?« Sechs Monate nach unserer Begegnung sendet sie mir einen Brief. Angeregt durch unsere Gespräche habe sie viel über ihre Traurigkeit und Lebensangst nachgedacht. Dabei seien interessante Bilder aus ihrer Kindheit aufgetaucht. Sie hat herausgefunden, dass die Angst, ihre Stimme zu zeigen, mit dem gefühllosen Drill ihres Stiefvaters zusammenhängt. Wenn sie schlecht gesungen hat, wurde sie kritisiert, wenn es gut lief, bekam sie keinerlei Anerkennung. Ihre Mutter hat sich herausgehalten, sie war wohl überfordert.

In ihrem aktuellen Leben hat sich einiges verändert. Nach anfänglichem Zögern hat sie dem Liebeswerben ihres »Traumpartners« nachgegeben und ist glücklich: »Er hat mich wie Dornröschen aus meiner Dornenhecke befreit und mich aus einem hässlichen Schlaf geweckt.« Es ist etwas Fundamentales passiert: »Ich habe mich und meine Stimme wiedergefunden.« Die Beziehung zu diesem Mann ist ihr im Augenblick wichtiger als ihre künstlerische Entwicklung. Scheinbar paradox: Sie kann wieder unverkrampfter singen. Sie nimmt sich vor, nichts mehr ohne Achtsamkeit und Liebe zu tun.

Was könnte Saskia in dieser kurzen psychotherapeutischen Beratung geholfen haben? Aus der Sicht des eingangs geschilderten ABCDE-Modells lässt sich Folgendes zusammenfassen: Eine vertrauensvolle Beziehung stellte sich spontan her (a). Respekt, Interesse und Empathie waren die Grundlage, die es Saskia ermöglichten, über ihre Leiden zu sprechen. Vielleicht spielte auch eine gegenseitige Bewunderung eine gewisse Rolle. Saskia fand mein Buch inspirierend, und mich fasziniert die Gesangskunst. Wichtiger war jedoch, dass wir uns auf einer emotionalen Ebene verstanden. Die verständnisvolle Resonanz zwischen uns wich allerdings nach kurzer Zeit und es machte sich eine trübselige Stimmung breit. Diese lockerte sich erst, als wir auf anderen Ebenen Lösungswege erarbeiteten.

Saskia konnte antidepressive Verhaltensratschläge umsetzen (b). So fühlte sie sich durch meine Unterstützung ermutigt, ihren Alltag wieder aktiver zu gestalten. Sie kümmerte sich vermehrt um einen ausgewogenen Lebensrhythmus. Gleichzeitig bekämpfte sie ihre Vermeidungshaltung, insofern sie sich, wenn auch mit Widerständen, sozialen Kontakten aussetzte. Dies war aber erst möglich, nachdem sich ihre negativen Gedankenschleifen etwas gelockert hatten (c). Wie wurde das möglich? Ich denke, dass wir im gemeinsamen Gespräch intuitiv neue und sinnvolle Perspektiven entwickelten, die ich für sie wahrnehmen und ausformulieren konnte. Vermutlich erzeugte Saskia durch ihre Erzählungen und auch körpersprachlich durch Bewegung, Gesichtsausdruck und Tonfall Eindrücke, die mich auf die beschriebenen Ideen brachte: Zum Beispiel die Erinnerung an Thomas Quasthoff oder den Einfall, dass sie ihre Mutter immerhin neun Monate zur Verfügung hatte. Solche Ideen entstammen keinem Lehrbuch, und ich selbst habe sie auch noch nie vorher geäußert. In dieser besonderen Begegnung waren sie dennoch von großer Bedeutung.

Kreative Einfälle stellen sich in der psychotherapeutischen Begegnung meist spontan ein, wenn beide Gesprächspartner bereit sind, sich ihren Fantasien zu öffnen. Sie sind in keiner Weise irrational. Obwohl sie meist unbewusst zustande kommen, sind sie rationale und emotionale Verarbeitungen von Erlebnissen. Sie lassen sich auch überprüfen. Wenn zum Beispiel die Patientin mit den Einfällen ihres Therapeuten etwas anfangen kann und sich neue Perspektiven eröffnen, kann man einigermaßen sicher sein, dass ein produktiver Dialog zustande gekommen ist. Zumeist werden in spontanen Erinnerungen und Fantasien unbewusste Beziehungskonflikte sichtbar. Diese können oft mit aktuell noch wirksamen lebensgeschichtlichen Erfahrungen verknüpft werden. Dies ist die psychodynamische Ebene (d).

Tiefreichende Konflikte können in einer psychotherapeutischen Beratung natürlich nicht durchgearbeitet werden. Es kann aber, wie bei Saskia, ein innerer Prozess angeregt werden, in dessen Verlauf Patient*innen achtsamer werden und mehr zu sich selbst kommen. Saskia schrieb mir Monate nach der Beratung, dass sie sich an wesentliche Ereignisse ihrer Vergangenheit öfters erinnert und dadurch ihre Gefühle und Ängste besser versteht. In der Beratung selbst ermöglichte mir Saskia unbewusst Fantasien, die sie selbst nicht mehr zulassen konnte. Daraus entstanden lösungsorientierte Ideen, die ich ihr mitteilte. Dies führte dazu, dass sie ihre eigenen Ressourcen wieder besser wahrnehmen konnte. Letztlich ist dies ein kreativer Prozess, der in jeder Beratung und Psychotherapie eine große Rolle spielt (e).

Die hier nur kurz angedeuteten psychotherapeutischen Grundprinzipien werden in den jetzt folgenden Behandlungsgeschichten weiter entfaltet.

Anpassungsstörung

Eine Medizinstudentin leidet unter quälender Eifersucht

»Ich weiß nicht, was mich blockiert.«

Die 24-jährige Medizinstudentin Klara leidet seit zwei bis drei Monaten unter massiven Schlafstörungen. Sie empfindet eine schwer greifbare Angst und fühlt sich ständig unwohl. Nachts wacht sie schweißgebadet auf und ist »fix und fertig«. Ihre Gedanken kreisen dann um medizinische Examensfragen. Sie meint, dass ihre Beschwerden mit dem Stress des ersten medizinischen Staatsexamens zusammenhängen.

Als zweiten Problembereich schildert sie ihre quälende Eifersucht. Auch diese raubt ihr den Schlaf. Oft denkt sie an die weiblichen Bekannten ihres Freundes, vergleicht sich mit ihnen und kann sich von ihren Selbstzweifeln kaum befreien. Besonders hübsche Brünette mit braunen Augen und großen Brüsten erscheinen ihr attraktiver. Sie findet diese Frauen erotisch verführerischer als sich selbst: »Warum soll mein Freund da widerstehen?« Sich selbst findet sie weniger reizvoll und vieles gefällt ihr nicht an sich selbst: »Etwas zu groß, zu kleine Brüste, blonde Haare.« Manchmal sucht sie akribisch nach Gründen für ihre Eifersucht und schaut »wie besessen« auf die verführerischen Gesten und das erotische Äußere anderer Frauen.

Klara möchte beruflichen Erfolg, traut sich aber nicht, aus dem Schatten ihres Freundes herauszutreten. Sie bewundert seine Intelligenz und seinen Fleiß und fühlt sich ihm »hoffnungslos« unterlegen. Ich habe das Gefühl, dass sie sich auf schwer erklärliche Weise hinter ihrem Freund versteckt. Mir ist zunächst wenig verständlich, warum diese attraktive und einnehmende junge Frau so ängstlich und verzweifelt ist. Ich bin gespannt, ob ich sie auf ihrem Weg zu sich selbst begleiten kann. Sie selbst wirkt einerseits vertrauensvoll und andererseits resigniert: »Ich weiß nicht, was mich blockiert und ob mir jemand helfen kann.«

Zu ihrer aktuellen Lebenssituation berichtet sie, dass sie im neunten Semester Medizin studiere und mit ihrem Freund seit neun Monaten zusammenlebe. Auch er studiert Medizin, beginnt gerade mit den Vorbereitungen zum dritten Staatsexamen und ist ihr immer einen Schritt voraus. Er ist sehr erfolgreich, was den Druck, den sie sich selbst macht, noch erhöht. In ihrem Studium ist sie durch eine zunächst lang ungeklärte Darmerkrankung zurückgeworfen worden. Man habe an alles gedacht, auch an Krebs. Letztlich haben sie die Ärzte mit entzündungshemmenden Medikamenten behandelt. Jetzt geht es ihr körperlich zwar wieder gut, aber diese Krankheit liegt »wie ein Schatten« über ihr. Sie verfügt über zahlreiche Interessen, liest gerne Romane und war bis zu ihrer körperlichen Erkrankung eine leidenschaftliche Tennisspielerin.

Ihre Lebensgeschichte leitet Klara mit den Worten ein, dass sie eine »an sich glückliche Kindheit« hatte. Ihre Eltern, besonders ihre »Mami«, waren immer sehr fürsorglich. Manchmal hat sie jedoch den Eindruck, dass ihre Mutter zu ängstlich und vorsichtig war. Im späteren Verlauf der Behandlung wird sie sich daran erinnern, dass eine Affäre des Vaters mit einer Sekretärin das Eheleben der Eltern überschattet hat. Ihre Mutter arbeitet als Juristin in der Kanzlei des Vaters. Dieser ist sehr erfolgreich, ein sehr aktiver Mann und immer fröhlich: »Er engagiert sich für alles.« Zur drei Jahre jüngeren Schwester besteht ein starkes Rivalitätsverhältnis: »Obwohl wir uns gut verstehen, ist da immer eine dumme Konkurrenz zwischen uns.« Ihre Schwester befindet sich in einer Gesangsausbildung und hat das »Glück, einen Freund zu haben, der gut Klavier spielt«.

Nach ihrer insgesamt harmonischen Kindheit gab es in der Pubertät mit dem Vater heftigste Auseinandersetzungen: »Er hat versucht, mich mit allen Mitteln festzuhalten.« Die Mutter stand immer im Hintergrund und versuchte zu schlichten. In letzter Zeit und im Zusammenhang mit ihrer körperlichen Erkrankung ist das Verhältnis zum Vater wieder besser geworden. Von ihrem ersten Freund trennte sie sich nach dreieinhalb Jahren, weil er ihre Entwicklung nicht mitgehen wollte oder nicht mitgehen konnte.

In der therapeutischen Beziehung wirkt Klara zunächst redegewandt und selbstsicher. Sie bemüht sich, erwachsen und souverän zu sein, was durch ihr Kostüm und die formellen Umgangsformen unterstrichen wird. Dieser erste Eindruck schwindet jedoch, wenn sie von ihren Schwierigkeiten erzählt. Sie wird dann schüchtern und ängstlich, ihre Stimme wird ganz klein, und sie vermittelt den Eindruck eines sehr verzagten Mädchens. Es scheint so, als würde sie ihrem Frausein nicht trauen und hätte den Eindruck, die Rolle einer souveränen erwachsenen Frau nur zu spielen. Dem entsprechen meine Gefühle und Fantasien, die von ihr ausgelöst werden: Ich erlebe sie einerseits als selbstbewusste und aktive junge Frau, die durch eine Krankheit etwas zurückgeworfen ist, aber ansonsten ihr Leben hervorragend meistert. Andererseits erscheint vor meinem inneren Auge ein ängstliches, verzagtes und trauriges Mädchen, das sich keine Veränderungen zutraut.

Wir vereinbaren zunächst eine Kurzpsychotherapie von 25 Sitzungen, was Klara ziemlich lang erscheint. Angesichts ihrer emotionalen und intellektuellen Flexibilität erscheint es aussichtsreich, selbst in dieser kurzen Zeit Verhaltensblockaden und resignative Sichtweisen zu verbessern. Daneben erwarte ich, dass die ihr noch unbewussten Autonomie-Abhängigkeitskonflikte zur Sprache kommen. Letztlich habe ich auch die Hoffnung, dass sie ihre kreativen Möglichkeiten besser kennenlernt.

Anfänglich zeigt Klara in den Sitzungen eine verletzliche, hilfsbedürftige und anlehnende Seite. Im Studium wirkt sie noch sehr unselbstständig und traut sich wenig zu. Ich versuche, sie aktiv zu unterstützen und unterstreiche ihre Stärken. Ratschläge, ihre Arbeitsorganisation zu verbessern, nimmt sie gerne an. Daneben sprechen wir über ihre kulturellen Interessen. Sie reagiert auf dieses Vorgehen positiv, arbeitet einerseits konzentrierter und nimmt sich anderseits mehr Zeit für »gute Freizeit«. Sie verbietet sich, abends fernzusehen, liest intensiver und geht häufiger mit ihrem Freund aus. Es hat den Anschein, als wolle sie sich von mir führen lassen, und mir fällt auf, wie stark sie noch an Autoritäten gebunden ist. Im Hintergrund habe ich die Fantasie, dass mich Klara unbewusst als Sprungbrett in das Erwachsensein benutzt. Sie scheint sehr unsicher, ob sie jetzt schon »ihre Frau stehen kann«. In mir findet sie augenscheinlich eine Person, die etwas von ihren Eltern und etwas von ihrem Freund repräsentiert, das sie im geschützten Raum der Therapie näher betrachten kann. Daneben bin ich sicherlich auch ein Spiegel, in dem sie sich reflektiert und beantwortet sieht.

Nach fünf Sitzungen beginnen wir, uns fokussierter mit Klaras Autonomie- und Abhängigkeitsproblematik zu beschäftigen. Sie stellt sich vor, dass sie in den Schoß der Familie zurückkehren kann und dann alles so ist wie früher: »Aber es ist kein Zimmer mehr für mich da, meine Schwester ist zu Hause mit ihrem Freund eingezogen.« Ich sage Klara: »Wenn Sie tatsächlich Ihre Sehnsucht, nach Hause zurückzukehren, realisieren könnten, würden Sie wahrscheinlich viel von Ihrem Mut und Ihrer Selbstständigkeit verlieren.« Sie ergänzt: »Insbesondere, weil es da nicht nur eitel Freude gab. Aber die Sehnsucht verklärt ja alles …« Anschließend fallen ihr Zankereien mit der Schwester ein, die sie seit frühester Kindheit begleiten: »Man hat ständig um seinen Platz kämpfen müssen.« Zunächst ohne bewusste Beziehung zu dieser Problematik, beschäftigt sich Klara mit ihrer Eifersucht. Mir fällt auf, wie begeistert, ja geradezu leidenschaftlich sie ihre Rivalinnen beschreibt, wie sie sich kleiden, bewegen, und wie sie anzüglich lachen. Die idealisierenden Schilderungen ihrer Konkurrentinnen münden unvermittelt in Wutausbrüche: »Ich hasse sie!«

Nach acht Sitzungen erzählt Klara einen Traum: »Ich mache mit meinem Freund ein Brettspiel. Er ist mir überlegen, weil ich nicht auf die Felder hüpfen kann, die von den Steinen seiner Freundinnen besetzt sind. Auf diesen Steinen sehe ich die Bilder von attraktiven brünetten Frauen. Ich darf einfach nicht darauf, er macht die Punkte, er gewinnt.« Ihr fällt zu diesem Traum ein, dass sie gar nicht zu sich selbst finden kann, wenn sie immer auf die anderen schaut: »Dann kann ich nicht herausfinden, was ich wirklich will und kann.« Danach beschäftigt sich Klara mit ihren eigenen Interessen. Es wird ihr deutlich, dass sie sich bislang auf ihr Studium nicht einlassen konnte, weil sie beständig »nach links und rechts schaut, wie's die anderen machen«. Dabei verliert sie sich, ihre lebhafte Neugier und ihre eigenen Interessen aus dem Auge.

In dieser Therapiephase beschäftigt sich Klara mit ihren Zukunftsperspektiven, und ich ermuntere sie, sich diese in Ruhe auszumalen. Sie stellt sich »best and worst case scenarios« vor Augen, und ihre Zukunftsfantasien führen zu mehr Klarheit, Zuversicht und Handlungsorientierung. Der diffuse und lähmende Leistungsdruck weicht jetzt einer bewussten und aktiven Leistungsbereitschaft. In unseren Gesprächen schwingt das erotische Thema nur im Hintergrund mit. Immer wieder fällt mir aber auf, wie leidenschaftlich sie das kokette und vampartige Verhalten ihrer Rivalinnen schildert. Sich selbst zeichnet sie als »naives Frauchen« und benutzt dabei die gleichen Worte, mit denen sie ihre Mutter charakterisiert. Ich teile ihr daraufhin mit, dass sie vielleicht durch Übernahme einer »weiblich« unterwürfigen Rolle ihrer Mutter und deren Lebensentwurf die Treue halten möchte. Sie antwortet: »Vielleicht verstecke ich mich tatsächlich in einer naiven und unselbstständigen Rolle.« Sie erwähnt ihre einstmals sehr draufgängerische Art, Sport zu treiben. Dann deutet sie ihre Lust an erotischen Experimenten an, in die sie mich aber nicht einweihen will. Nachdem ich ihr durch meine Haltung signalisiert habe, sich noch etwas weiter mit ihren vitalen und mutigen Seiten zu beschäftigen, werden ihre lebhaften und attraktiven Seiten deutlicher. Sie kann ihre Vitalität bewusster erleben. Ich unterstütze sie bei diesem Prozess, etwa wenn ich sie darauf aufmerksam mache, wie sie ihre Lebendigkeit immer wieder hinter einer angepassten und leidenden Seite versteckt.

Klaras innerer Kampf zwischen selbstbewusster Lebensgestaltung und unterwürfigem Erleiden entzündet sich in der mittleren Phase der Behandlung an ihrer Eifersuchtsthematik. Bei den ständig wiederkehrenden detaillierten Beschreibungen ihrer »glutäugigen« Konkurrentinnen wird es immer deutlicher, wie unwichtig ihr Freund dabei ist. Manchmal scheint es, als sei sie nicht in ihn, sondern in ihre Rivalinnen verliebt. Als ich sie darauf hinweise, ist sie zunächst sehr erstaunt. Sie wird aber bald nachdenklich und vertieft sich in ihre eigenen sexuellen Wünsche und Sehnsüchte, die sie mit denen ihrer Freundinnen vergleicht. Während dieser Arbeit kommt Klara mehr zu sich selbst und geht auch mit ihrem Freund sicherer und fordernder, gleichzeitig aber auch liebevoller um.

Klara beginnt, sich mit ihrem Körper zu beschäftigen. Vielleicht hat ihre Darmerkrankung ihr Körper- und Selbstgefühl doch stärker erschüttert, als sie dies zunächst wahrhaben wollte. Im Augenblick findet sie sich wieder »ganz hübsch«, doch lehnt sie ihre zu harten weiblichen Formen ab. Ihren Busen und ihren Po findet sie zu klein, auch ihre blonden Haare und blauen Augen erscheinen ihr nicht attraktiv. Sie findet die etwas volleren, braunhaarigen und braunäugigen Frauen einfach schöner. Sie sagt mit Bewunderung: »Die Brünetten strahlen etwas Leidenschaftliches, ja – Entschuldigung – Geiles aus.« Während Klara sich mit ihrer Weiblichkeit auseinandersetzt, habe ich den Eindruck, dass sie sich besser mit sich selbst anfreundet. Sie kann mit den zwei sehr heterogenen Selbstbildern – erotischer Vamp und verzagtes Mutterkind – freier und spielerischer umgehen. Sie stellt sich die Frage, wie eine Beziehung leidenschaftlich und gleichzeitig sicher gebunden sein kann.

In der Beendigungsphase der Kurztherapie setzt sich Klara mit dem Älterwerden und ihren künftigen Lebensplänen auseinander. Sie möchte »Kinder nicht erst mit vierzig haben«, hat jedoch Zweifel, ob sie sich auf ihren künftigen Ehemann auch verlassen kann: »Männer haben es im Leben einfacher. Sie werden attraktiver, wenn sie älter werden, und nehmen sich dann jüngere Frauen. Ihre eigenen Frauen sind nicht mehr so interessant für sie, wenn sie älter werden.« Ich sage Klara, dass dies ein Muster sei, das sie selbst so erlebt hat. Ob dies zwangsläufig so sein muss, sei doch sehr zweifelhaft. Sie antwortet daraufhin: »Klar, ich habe das auch schon gesehen, dass Frauen im Alter souveräner werden. Dann muss ich aber ein ganz anderes Leben führen als meine Mutter.« Ich antworte: »Was ja auch eine innere Trennung bedeuten würde …« Klara: »Scheint wohl unvermeidlich …«

Die Trennungsthematik beherrscht die letzten Sitzungen, während Klara plant, ihren Freund zu heiraten. Ich habe den Eindruck, dass Klara in ihrer persönlichen Entwicklung ein gutes Stück weitergekommen ist. Ihre Ängste sind am Ende der 25-stündigen Kurztherapie so weit aufgelöst, dass sie ihr berufliches und privates Leben mutig als Gestaltungsaufgabe annehmen kann. Beim Abschied zeigt sich Klara dankbar und will gerne auf mein Angebot zurückkommen, nach einem Jahr persönlich oder telefonisch noch einmal mit mir zu sprechen.

Nach einem Jahr zeigt sich Klara guter Dinge. Sie hat ihr Staatsexamen absolviert und entdeckt, dass Musik ein »guter Begleiter ist.« Lediglich die »Machtspielchen« mit ihrem Verlobten machen ihr Sorgen: »Aber da bin ich nicht die Einzige.« Zwei Jahre später bittet mich Klara in einem Telefonat um einen Rat bezüglich eines Stellenangebots. Wir erörtern das Für und Wider und sie beendet das Gespräch mit einem heiteren »ich melde mich wieder, wenn ich etwas brauche«.

Bei dieser Gelegenheit frage ich sie, was in ihrer Therapie gewirkt haben mag. Sie antwortet spontan: »Ich war in einer Umbruchphase, Sie waren für mich da, das hat mir Sicherheit gegeben. Sicherheit und Selbstvertrauen habe ich damals bei anderen nicht gefunden.« Offensichtlich befand sich Klara in einer Schwellensituation und hat sich einen verlässlichen und neutralen Begleiter gesucht. Des Weiteren erklärt sie, dass es »einfach gutgetan« habe, über ihre Probleme sprechen zu können: »Irgendwie habe ich mich verstanden gefühlt.« Am Anfang hat sie Angst gehabt, sich einem »wildfremden Menschen« anzuvertrauen. Bald ist diese Angst einem Gefühl von Freiheit, alles sagen zu dürfen, gewichen. Dadurch ist vieles leichter und bewusster geworden.

Klara fand es gut, dass ich ihr am Anfang Ratschläge anbot und mit ihr »ganz normal« geredet hätte. Auch mein »sanfter Druck«, angstauslösende Situationen nicht zu vermeiden, erschien ihr sinnvoll. Andererseits war es aber auch sinnvoll, dass ich ihr später, als es um ihre unbewussten Beziehungskonflikte ging, die nötigen Freiräume gelassen habe. Es war ihr vor der Therapie nicht bewusst, wie sehr sie in konventionelle Mann/Frau-

Rollen-Stereotype verstrickt war. »Es wäre mir nie in den Sinn gekommen, dass ich – wie viele Frauen und Männer – vor Selbständigkeit und sexueller Souveränität Angst haben könnte.«

Die Behebung unangemessenen Verhaltens und unrealistischer Überzeugungen sowie die Bearbeitung unbewusster Konflikte waren aus meiner Sicht möglich, weil Klara die therapeutische Beziehung als Resonanzraum nutzen konnte. Hier konnte sie auch wieder ihre kreativen Ressourcen aktivieren. Wir sehen also, wie bei den anderen Patient*innen, verschiedene Elemente, die in unterschiedlichen Phasen der Behandlung schwerpunktmäßig wirken. Eine verlässliche und unterstützende therapeutische Beziehung (a); verhaltensorientierte Interventionen, die besonders das Vermeidungsverhalten beheben und zu mehr Selbstwirksamkeit führen (b); Erörterung der realitätverzerrenden Meinungen und Einstellungen, die zu klareren Haltungen führt (c); Einsicht in unbewusste Konflikte, die Beziehungsschwierigkeiten verständlicher macht (d). Schließlich lernte Klara mithilfe der therapeutischen Gespräche, ihre kreativen Ressourcen besser zu nutzen (e). Diese Wirkfaktoren werden in den weiteren Behandlungen noch deutlicher sichtbar werden.

Zwei Jahre nach unserem letzten Gespräch erreicht mich ein Telefonat von Klaras Mutter. Ihre Tochter habe bei einem Verkehrsunfall als Beifahrerin einen komplizierten Beckenbruch erlitten. Morgen müsse sie operiert werden. Klara sei außer sich vor Angst und Verzweiflung und bäte um meinen Beistand.

Bei meinem Besuch im Krankenhaus wirkt Klara tatsächlich schwer geängstigt und verzweifelt: »Mir ist es doch so gut gegangen und jetzt das.« Sie befürchtet, aus der Narkose nicht mehr zu erwachen und von ihren Plänen nichts mehr umsetzen zu können. Im Gespräch lässt sie sich beruhigen, gewinnt wieder etwas mehr Hoffnung und möchte nach der Operation verstehen, warum sich so schnell Vernichtungsängste einstellen. Sie möchte deswegen noch einige therapeutische Sitzungen vereinbaren.

In den ersten Wochen nach der Operation stehen stabilisierende und unterstützende Aspekte im Vordergrund. Auf der Verhaltensebene geht es wieder um die Bekämpfung ihres Vermeidungsverhaltens. So möchte sie auch, nachdem sie körperlich wieder gesund ist, möglichst nicht unter Leute gehen, weil sie sich »irgendwie beschädigt« fühlt. Auf der kognitiven Ebene kommen wir nicht weiter. Wir besprechen ausführlich die Irrationalität dieser Auffassung. Dennoch kann Klara dieses Gefühl, beschädigt und minderwertig zu sein, nicht loswerden. Sie möchte sich deswegen noch einmal auf eine längere Therapie einlassen und auch versuchen, auf der Couch ihren Einfällen nachzugehen.

Tatsächlich geschieht es, dass Klara zweimal in der Woche auf der Couch liegend mit wichtigen Erinnerungen in Berührung kommt. Während sie sich mit ihrer Eifersucht auf braunhaarige und dunkeläugige Frauen beschäftigt, kommt ihr das Wort »Hass« über die Lippen. Sie kann sich ein solches Gefühl eigentlich nicht erlauben: »Ist das nicht furchtbar? Da verrichte ich hingebungsvoll meine ärztliche Arbeit und versuche, ein guter Mensch zu sein, und plötzlich überwältigen mich Hassgefühle. Das kann doch nicht sein.«

In mühsamer Kleinarbeit gelingt es Klara, abgelehnte und verdrängte Gefühle und Fantasien wahrzunehmen. Sie gewinnt folgende Einsichten: Ihre körperliche Erkrankung im 18. Lebensjahr erlebte sie als vernichtend. Nichts von dem, was sie gut konnte, war mehr möglich. Sie konnte keine guten schulischen Leistungen mehr erringen und nicht mehr durch sportliche Leistungen glänzen. Am schlimmsten war, dass sie im Elternhaus nicht mehr als »Sonnenschein« angesehen wurde. In langer psychotherapeutischer Arbeit fand sie heraus, dass ihre Verzweiflung in dieser Zeit so intensiv war, weil eine alte Wunde aufgebrochen war.

Zunächst zeigt sich diese Wunde als harmlose Erinnerung: In ihrem dritten Lebensjahr wurde ihr kleines Schwesterchen geboren, und sie wollte nicht mehr in den Kindergarten gehen. Letztlich wurde sie aber gezwungen, den Kindergarten weiterhin zu besuchen. Während ihrer Psychoanalyse spürt Klara zunehmend, wie intensiv ihre Gefühle damals waren: Sie schoben mich ab, mein Platz war plötzlich von jemand anderem besetzt. Zunächst will sich Klara nicht ausmalen, dass sie damals auch Wutgefühle empfand. Sie spürt jedoch aktuell, wie schnell sie sich missachtet und verlassen fühlt und darauf mit »ohnmächtiger Wut, die alles kaputt macht«, reagiert. Es erscheint ihr zunehmend plausibel, dass sie aufgrund ihrer kindlichen Erfahrungen, die durch ihre körperliche Erkrankung reaktiviert wurden, heute noch mit selbstschädigender Wut auf Konflikte reagiert.

Als Reaktion auf das Ausgeschlossenwerden und ihre Wut entwickelte sich Klara seit ihrem dritten Lebensjahr zu einem angepassten Mädchen. Sie machte den Eltern alles recht und wurde zu einer guten Schülerin. Die Zuwendung des Vaters erreichte sie besonders dadurch, dass sie seinem Beispiel folgend zu einer guten Tennisspielerin wurde. Auch nach der Pubertät blieb sie brav und diszipliniert. Dies erscheint ihr als Basis für beruflichen Erfolg und kulturelle Interessen. Der Nachteil ist, dass sie unterschwellig in einer Angstspannung lebt, man würde sie nicht mehr lieben und sofort verlassen, wenn sie eigene Wünsche entwickelt und keine Leistungen erbringt. Deswegen sind auch die kleinen Auseinandersetzungen mit ihrem Ehemann so gefährlich. Sie aktivieren ein »ganz altes« Verlassenheitsgefühl, auf das sie rasch mit Wut und Verzweiflung reagiert, ohne dies überhaupt wahrzunehmen.

Erst in der längeren Behandlung konnte Klara erfahren, wie tief verwurzelt ihre Ängste waren. In einer Stunde erschrickt sie, dass ich sie auf Wut- und Hassgefühle angesprochen habe: »Nein, das ist unmöglich, solche Gefühle kenne ich nicht.« Dann gerät sie in eine Art Trancezustand, in dem sie sich ihre Verzweiflung im dritten Lebensjahr ausmalt, als man sie in den Kindergarten »abschob«. Sie meint, ihren Schmerz körperlich zu spüren, als sie das Gefühl hatte, sie werde »ausgesetzt«. Ein ähnliches Gefühl erlebte sie, als man sie im 18. Lebensjahr wegen ihrer Erkrankung aufgegeben hatte. Ich frage sie, ob Wut oder sogar Hass nicht eine verständliche Reaktion gewesen wären? Sie wird nachdenklich und beginnt sich mit unangenehmen Gefühlen zu beschäftigen, die sie an sich selbst ablehnt: »So möchte ich nicht sein.« Ich antworte, dass sie damit aber auch wichtige Empfindungen und Gedanken abspaltet: »Ja, irgendwie möchte ich doch brav bleiben und meinen Eltern keine Sorgen bereiten.«

Klara spürt, dass das Bemühen um eine perfekte Fassade um den Preis erkauft ist, wichtige Gefühle zu unterdrücken: »Diese rumoren irgendwo und zeigen sich nur als diffuse Verstimmungen, von denen ich nicht weiß, woher sie kommen.« Sie kann jetzt verstehen, warum sie bei kleinsten Kränkungen seitens ihres Mannes so empfindlich reagiert. Sie fühlt sich sofort abgeschoben und von einer ohnmächtigen Wut erfüllt. Dies ist auch die Grundlage ihrer Eifersucht. Wie in einem psychotherapeutischen Märchenbuch erinnert sie sich, dass ihre Schwester bei der Geburt braune Haare hatte und später wegen ihrer dunklen Augen die Aufmerksamkeit ihrer Freunde auf sich zog.

Nachdem Klara vormals verdrängte Gefühle und Fantasien neu durchlebt hat, kann sie auch beruflich bewusster und angemessener mit Kritik umgehen. Während der Arbeit mit Erinnerungen und Träumen haben wir ihre aktuelle Lebenssituation immer im Auge behalten. Wie diese unterschiedlichen Dimensionen ineinandergreifen, werden die nachfolgenden Geschichten zeigen.

Ihre Behandlungsgeschichte wollte Klara gerne lesen. Nach der Lektüre bat sie um kleine Korrekturen, um noch besser zu anonymisieren. Ihren

Kommentar beschloss sie mit folgenden Worten: »Das ist wohl alles so abgelaufen. Aber es ist gar nicht so leicht, sich so realistisch porträtiert zu sehen.«

Soziale Ängste

Ein angehender Betriebswirt versagt, wenn es darauf ankommt

»Wenn es um die Wurst geht, versage ich. Am liebsten bin ich allein in meinen Computerspielen.«

Der 25-jährige Joachim versagt in der mündlichen Prüfung seines Betriebswirtschaftsstudiums. Er fühlt sich »völlig blockiert« und kann selbst auf einfache Fragen nicht mehr antworten. Der prüfende Professor ist vollkommen überrascht, dass sein Student so »völlig von der Rolle« ist. Während des Studiums erbrachte Joachim immer ausgezeichnete Leistungen und wurde von einer Stiftung für besonders Begabte gefördert. Sein Vordiplom wurde »selbstverständlich mit Eins« benotet. Nach der gescheiterten Prüfung ließ er sich widerwillig von seinem Professor bei mir anmelden.

Im ersten Gespräch erscheint Joachim verschlossen und misstrauisch. Er ist sehr schmal und hochgewachsen, wirkt unruhig und fahrig. Stockend und ohne Blickkontakt spricht er über sein Prüfungsversagen: »Es gibt keine Zukunft mehr für mich und zu einem Psycho zu gehen ist das Letzte. Wenn ich in die Psychiatrie muss, springe ich vorher aus dem Fenster.« Er wirkt sehr ängstlich, zittert stark und kann kaum stillsitzen: »Ich weiß überhaupt nicht, was mit mir los ist.«

Zur Vorgeschichte erzählt Joachim, dass Leistung in seinem Leben immer das Wichtigste war. Schon immer wollte er einmal etwas Außergewöhnliches zustande bringen. So lang er denken kann, war es sein Ziel, in Vaters Fußstapfen zu treten. Schon bei seiner Einschulung hatte er den Wunsch, wie sein Papa Professor zu werden. Er war in der Schule immer der Beste, aber richtige Freunde hatte er nie. Von körperlichen Spielen und sportlichen Aktivitäten hielt er sich fern. Dies sieht man dem Patienten auch an, der in seiner gebückten hektischen Art kaum in seinem Körper zu leben scheint. Er unterstreicht das Gefühl, von seinem Körper entfernt zu sein, durch seine Lieblingsbeschäftigungen, am Computer zu spielen und Science-Fiction-Filme zu sehen: »Da ist alles Irdische ausgeschaltet.« Er ist zwar in einer sozialen Studierendeninitiative aktiv, hat aber keine engeren Freunde. Eine Freundin hat er noch nie gefunden: »Das erspart einem viele Reibereien.«

Am Ende des ersten Gesprächs empfehle ich ihm einige Einstellungs- und Verhaltensweisen, die es ihm ermöglichen sollen, seine Wiederholungsprüfung zu bewältigen. Dabei halte ich mich an drei Regeln, die ich in meinem Buch *Kreativität zwischen Schöpfung und Zerstörung* (2011) beschrieben habe: Probleme und Störungen akzeptieren, produktive Rituale entwickeln, Freiräume gestalten. Konkret schlage ich Joachim vor, dass er sich eingestehen möge, dass einmal etwas nicht perfekt gelaufen ist. Zweitens überlegen wir uns, ob nicht ein täglicher Lauf entspannend sein könnte. Auch das Arbeiten in einer Bibliothek zu festgelegten Zeiten erscheint ihm sinnvoll. Drittens empfehle ich ihm, statt abendlichen und nächtlichen Surfens im Internet einen Spaziergang zu machen, Musik zu hören und auch wieder einmal ein Buch zu lesen. Zur Gestaltung seiner Freizeit könnte es in seiner jetzigen Krise auch hilfreich sein, persönliche Kontakte nicht zu vermeiden. Wir besprechen zum Beispiel, dass es sinnvoll sein könnte, auch gegen seinen inneren Widerstand mit Kommilitonen mittags zum Essen zu gehen. Schließlich erstaunt es mich angesichts seines anfänglichen Misstrauens, dass er doch etwas Vertrauen fasst und sich auf einen weiteren Termin einlässt: »Vielleicht tut es doch gut zu reden.«

Nachdem Joachim zu Beginn des zweiten Gesprächs seine Ängste und Verzagtheit noch einmal geschildert hat, frage ich ihn, ob er etwas mit meinen Ratschlägen anfangen konnte. Er antwortet, dass er eigentlich selbst auf diese Verhaltensänderungen hätte kommen können: »Wenn man aber in einer Krise ist, sieht man den Wald vor lauter Bäumen nicht.« Es habe ihm gutgetan, morgens auf dem nahegelegenen Sportplatz ein paar Runden zu drehen. Er hat begonnen, in einer Bibliothek zu lernen und abends zu einer festgelegten Zeit seine Arbeit zu beenden. Am schwersten fällt es ihm, auf seine Computerspiele zu verzichten und seinen Kommilitonen »unter die Augen zu treten«. Wir erörtern ausführlich, wie er sein Vermeidungsverhalten bekämpfen und seine Arbeits- und Freizeitrituale weiter verbessern kann.

Im dritten Gespräch schildert Joachim seine Bemühungen, durch die besprochenen Verhaltensweisen wieder »etwas Boden unter den Füßen zu finden«. Er geht jetzt regelmäßig laufen, kann in der Bibliothek ganz gut lernen und trinkt auch gelegentlich einen Tee mit Studienfreunden. Meinem Drängen entsprechend hat er sich getraut, wieder einmal an einer Versammlung seiner sozialen Studierendeninitiative teilzunehmen. Das sei schwer gewesen, manche waren erschrocken über sein Aussehen und erkundigten sich, warum es ihm so schlecht gehe. Trotzdem war es gut, »wieder einmal rauszugehen«. Gegen Ende des unterstützenden Gesprächs erwähnt er, dass er hoffe, aus seinem »Loch« herauskommen zu können. Er glaubt zwar nicht, dass mich wirklich interessiert, was er »so treibt«, aber er beginnt doch flüssiger von sich zu erzählen. Er wirkt dabei für kurze Augenblicke wie ein Kind, das sich freut, einfach losplappern zu können.

Nach zwei weiteren Sitzungen erzählt Joachim, dass er jeden Morgen eine halbe Stunde läuft. Das beruhigt und beginnt Freude zu bereiten. Er fühlt sich auch etwas kraftvoller. In die Prüfungsvorbereitungen ist er wieder »richtig eingestiegen«. Er hat die Empfehlung einer klaren Arbeitsorganisation befolgt, hält sich weiterhin an ein festgelegtes Arbeitsende und belohnt sich anschließend mit einem langen Spaziergang. Die Ängste würden etwas in den Hintergrund treten. Im Unterton wird spürbar, dass ihm die Gespräche mit mir wichtig geworden sind. Er frotzelt zwar über die »Psychos«, bedankt sich aber immer wieder für das weitere Gesprächsangebot. Es scheint ihm zu helfen, einen verlässlichen Gesprächspartner zu haben, mit dem er über seine Probleme reden kann.

Neben der Erörterung allgemeiner Themen bereiten wir die nächste Prüfung vor. Im Sinne einer verhaltenstherapeutischen Reizexposition in sensu stellen wir uns die Prüfungssituation genau vor: Zeit und Ort, Reaktionen der Prüfer*innen, seine eigenen Gefühle und Erwartungen. Nach einer weiteren Sitzung berichtet Joachim, dass er die Prüfung mit 1,7 bestanden habe. Dieses Ergebnis ist für ihn zwar »nicht optimal«, aber er ist »einigermaßen zufrieden«. Wir beginnen jetzt, uns auf einer intellektuellen Ebene mit seinen Ansprüchen auseinanderzusetzen.

Im siebten Gespräch berichtet Joachim, dass er eine weitere Prüfung erfolgreich absolviert habe. Er trifft sich auch wieder mit Bekannten. Allerdings wirkt er in den Gesprächen weiterhin ängstlich, aufgeregt und wenig geerdet. Er erzählt in gebeugter Haltung und mit weit aufgerissenen Augen, dass er sich gerne einer Kommilitonin nähern würde. Er traut sich jedoch nicht. Ich lade ihn ein, sich eine solche Annäherung bildlich auszumalen, woraufhin er erschreckt zurückweicht. Er hat noch nie ein Mädchen geküsst und empfindet auch seinen eigenen Körper »wie ein fremdes Wesen«. Diese vollkommene Ablehnung des Körperlichen, die auch in seinem Erscheinungsbild zutage tritt, macht mich besorgt. Andererseits kommt er mir sehr nah. Er rückt mit seinem Stuhl dicht an mich heran, als wolle er an meiner leiblichen Aura partizipieren. Ich schließe daraus einen ambivalenten Wunsch, sich und anderen näher zu kommen. Es erscheint mir nicht sinnvoll, dies anzusprechen, aber ich nehme mir vor, seine Sehnsucht nach körperlicher Nähe im Auge zu behalten. Joachim resümiert am Ende der Stunde, dass seine akute Krise fast behoben sei. Er möchte jedoch noch einen weiteren Termin, um zu besprechen, wie es weitergehen kann.

Im nächsten Gespräch fällt mir auf, dass Joachim lebendiger wirkt. Mir tritt das Bild eines frischen und klugen Jungen vor Augen, der sich auf die Stunden sehr freut. Wie üblich schildert er sehr detailliert seine Studienaktivitäten. Er hat im Anschluss an seine Prüfung eine interessante Forschungsgruppe gefunden und ist mit seiner Diplomarbeit »schon mittendrin«. Dann berichtet er über seine Computerspiele, und unser zuvor vorhandener Kontakt verflüchtigt sich wieder. Gleichzeitig spüre ich aber wieder seine Sehnsucht nach mehr Nähe. Deswegen erkundige ich mich nach seinen Wünschen in Bezug auf die Kommilitonin, auf die er sein Auge geworfen hat: »Ich kann mir nicht vorstellen, wie das ist, einen Menschen zu berühren.«

Auch sein eigener Körper ist ihm fremd. Es fröstelt mich, wie mechanisch er über seinen Körper und seine Gefühle spricht. Deswegen lade ich ihn ein, sich auszumalen, wie ein zärtlicher Kontakt zu seiner Freundin aussehen könnte. Ihm fällt spontan ein Traum ein: »Ich sitze in der Straßenbahn und fahre durch eine halb zerstörte Stadt. Ich bin der Adjutant des Oberbefehlshabers, der die Zerstörung befohlen hat.« Scherzhaft fragt Joachim, ob es ein Expertensystem oder Computerprogramm gäbe, mit dem ich jetzt den Traum analysieren könnte. Ich sage ihm, dass jeder Traum eine subjektive Bedeutung habe. Er meint daraufhin, dass er zerstörerische Seiten in sich überhaupt nicht kennt: »Ich mache niemals etwas kaputt.« Ich frage ihn, ob er nicht doch auch wütende Wünsche kennt. Er antwortet spontan: »Dann schalte ich mich einfach ab.« »Geht das?« Eigentlich mache er lieber konstruktive Sachen, aber jetzt fällt ihm etwas ein: »Oft habe ich als Kind vor Wut meine Matchboxautos an die Wand gedonnert.«

Bis heute wird er schnell ungeduldig, wenn ihm etwas misslingt: »Vielleicht vermeide ich deswegen auch Annährungen an Frauen. Eine Zurückweisung könnte ich nicht ertragen.« Seine Schwester ist in dieser Hinsicht ganz anders. Sie ist ruhiger, zielgerichteter und hat einen längeren Atem. Mutter sagt, dass das an den Schwangerschaften liegt: Bei seiner Schwester war sie wesentlich ausgeglichener und entspannter. Demgegenüber gab es während der Schwangerschaft mit ihm großen Stress. Der Vater wurde auf eine Professur im Ausland berufen und die Familie wohnte in einem sozial sehr schwierigen Stadtteil. Seine Mutter fühlte sich ständig bedroht und mehrfach wurde in die Wohnung eingebrochen: »Das waren sehr schwere Zeiten.« Seine Mutter meint, dass er wahrscheinlich deswegen verfrüht geboren wurde und mehrere Wochen im Brutkasten verbrachte. Mit eigentümlichem Stolz bemerkt er, dass er schon damals gelernt habe, sich vom »Körperlichen zu entkoppeln«.

Die Eltern erzählten öfters, dass er schon als Kleinkind empfindlich und leicht reizbar war. Ich deute ihm an, dass seine Empfindlichkeit auch positive Seiten hat. Er lernte früh in seinem Leben, wach und intelligent auf seine Umgebung zu reagieren. Es gelang ihm ausgezeichnet, sich intellektuell in der Welt zurechtzufinden. Möglicherweise fühlte er sich jedoch in seinem Körper nicht hinreichend geborgen und entwickelte eine gewisse Körperferne zum Selbstschutz. Joachim reagiert auf diese Deutung nachdenklich. Dabei fällt mir auf, dass er sich entspannt zurücklehnt und erstmals in meiner Gegenwart die Augen schließt, als würde er in sich hineinhören.

In den 15 weiteren Sitzungen vertieft sich Joachim in seine Familiengeschichte. Der Großvater war ein erfolgreicher Universitätsprofessor. Berufliches Ansehen spielte auch bei Mutter und Vater eine dominante Rolle – und vor allem Disziplin. Sie gaben sich zwar äußerlich als 68er, blieben aber innerlich äußerst traditionell und leistungsbezogen. Ansehen und Erfolg waren leitende Werte. Er erinnert sich, wie seine Eltern oft Angst vor Infektionen hatten. Körperliche Berührungen wurden vermieden. Auch er selbst ist ein »Reinlichkeitsfanatiker« geworden. Dennoch erzogen ihn seine Eltern »durchaus liebevoll«. Letztlich ermöglichten sie ihm, beruflich und persönlich etwas aus sich zu machen. Nur an sozialen Kontakten zu Gleichaltrigen haperte es, »dafür aber kräftig«. Trotz seiner liberalen Erziehung empfindet er Sex als schmutzig: »Masturbation ist ganz furchtbar, so was würde ich nie machen.« Mich erstaunt diese heutzutage eher ungewöhnliche Haltung.

Erschrocken bin ich, wie er über Frauen spricht: »Es ist noch keine in mein Fadenkreuz geraten, auf die ich abdrücken konnte.« Im weiteren Gespräch gelingt es aber doch, ihn zu Reisen in liebvollere Fantasien einzuladen. Er beginnt zu verstehen, warum er die Kontakte mit Freundinnen so gefährlich findet. Aufgrund seiner sozialen Ängste und seiner körperlich schwachen Erscheinung wollte ihn in Schule und Studium kein Mädchen »mit der Feuerzange anfassen«. So stellte er sich das Unerreichbare auch als wenig erstrebenswert vor. Die kräftigeren und attraktiveren Jungs sowie die Frauen, die sie abbekamen, stellte er sich als tierisch vor. Letztlich habe er das entwertet, wonach er sich sehnte. Gleichzeitig entwickelte er aber die Vorstellung, dass mit ihm selbst etwas grundsätzlich nicht in Ordnung war. Das ging so weit, dass er sich für »lebensunwert« hielt: »Ein grenzwertiger Begriff, ich weiß.«

Seine reale Work-Life-Balance findet in dieser Behandlungsphase nur noch am Rande Erwähnung. Joachim wirkt stabilisiert und setzt sich weiterhin mit seiner Vergangenheit auseinander. Sein Großvater und Vater scheinen als idealisierte Gestalten über ihm zu schweben. Ihren schwierigen und dunklen Seiten nähert er sich nur zaghaft. Er scheint zu befürchten, dass seine Ideale brüchig werden könnten und er dann den Boden unter den Füßen verliert. Letztlich gelingt es ihm jedoch, ein realistischeres Bild dieser mächtigen Personen zu zeichnen und mehr zu sich selbst zu finden. Schließlich dominieren Tag- und Nachtträume die Sitzungen. Während er sich darin mit seinen Sehnsüchten auseinandersetzt, lernt er eine junge Frau kennen, die ihm offensichtlich sehr zugetan ist.

Nach 25 Sitzungen möchte er die Kurztherapie beenden. Mir erscheint eine vertiefende Psychotherapie angebracht, aber Joachim meint, »allein weitergehen zu können«. In der letzten Stunde fasst er zusammen, dass er seine Ängste gut im Griff habe. Unsere Gespräche könne er im inneren Dialog weiterführen: »Machen Sie sich keine Sorgen.« Ich mache mir zwar durchaus Sorgen, kann und will Joachim aber nicht zu einer eingehenderen Therapie überreden. Oft heilt ja auch das Leben.

Zwei Jahre nach Abschluss der Therapie erreicht mich per E-Mail »ein kleiner Statusbericht«. Joachim fühlt sich durch die Behandlung »so wieder zusammengesetzt, dass es endlich vernünftig funktioniert«. Er hat in einem wissenschaftlichen Projekt eine junge Frau kennengelernt. In der Beziehung zu Tatjana gebe es Parallelen zu Monika, der er gegen Ende unserer Therapie näherkam. Vielleicht laufe es jetzt besser, nachdem er damals mit Monika einen »Crashkurs in Beziehungsaufbau« absolviert habe. Er kann sich vorstellen, Tatjana zu heiraten: »Dann beginnt das spannende Rennen zwischen mir und meiner Schwester: Wer produziert unseren Eltern endlich kleine Enkelkinder?«

Nach weiteren drei Jahren schreibt Joachim in einer erneuten E-Mail, dass er in seinem beruflichen Leben immer besser klarkomme. Er führt dies auch auf die therapeutischen Gespräche zurück. Manchmal fühle er sich immer noch als »Nerd«, aber er und die anderen kommen gut damit zurecht. Jüngst erinnerte er sich an einen »eigenartigen, auf interessante Weise morbiden Traum«. Er habe an mich gedacht und sei froh, Fantasien und Träume nutzen zu können, um seine Situation besser zu verstehen. Dennoch machen ihm noch »gewisse Gespenster im Keller meiner Psyche« zu schaffen. Mit Tatjana kam es wegen der dauerhaft großen räumlichen Entfernungen zu einer für beide nachvollziehbaren Trennung. Jetzt ist er seit sechs Monaten mit Christine zusammen. »Wir werden beide nicht frischer und möchten Kinder.« Er möchte sicherstellen, »dass nichts mehr schiefgeht«.

Sechs Monate später erreicht mich eine Heiratsanzeige und nach einem weiteren Jahre per E-Mail ein kurzes Dankesschreiben. Ein Foto ist angefügt, es zeigt Joachim mit seinem kleinen Söhnchen auf dem Schoß. Seine Frau hat eine attraktive Anstellung als Wissenschaftlerin gefunden. Deswegen hat er selbst seine akademische Laufbahn unterbrochen und lernt von seinem kleinen Sohn »ganz andere Seiten des Lebens«.

Weil ich dieses Buch schreiben will, frage ich ihn per E-Mail, ob und wenn ja, wie ihm die Therapie, die jetzt sieben Jahre zurückliegt, geholfen habe. Am gleichen Tage erhalte ich folgende Antwort: »Auf alle Fälle ja. Einmal Ihre Präsenz, das hat mir geholfen zu reden.« Nach und nach habe er seine Hemmungen verloren: »Sie wissen ja, ich war überaus skeptisch gegenüber Psychotherapie.« Dann die Verhaltensregeln: Regelmäßige körperliche Betätigung, klare Arbeits- und Freizeitrituale: »Ich habe angefangen, meine Geschichte kennenzulernen und meinen Körper anzunehmen. Sie haben mir Mut gemacht, danke.«

Aus Sicht des psychotherapeutischen ABCDE-Modells, das ich ihm kurz erläutere, bitte ich ihn einzuschätzen, welche Dimensionen des Modells in seiner Behandlung bedeutsam gewesen seien. Er antwortet, dass am Anfang zunächst die stabilisierenden und aktiv unterstützenden Elemente im Vordergrund standen. Meine Aufmerksamkeit und Zuwendung hätten ihn zuversichtlicher gemacht. Ich bitte ihn, die Bedeutung der therapeutischen Beziehung auf einer Skala von null (vollkommen bedeutungslos) bis zehn (maximal bedeutungsvoll) einzuschätzen. Er vergibt für die Bedeutung der therapeutischen Beziehung eine Neun. Die Rolle verhaltensorientierter Interventionen (b) bewertet er mit acht. Die intellektuelle Reflexion negativer Einstellungen (c) erhält eine Sechs. Auch die Einsicht in lebensgeschichtlich bedingte Konflikte und die Beschäftigung mit Fantasien und Träumen (d) sei wichtig gewesen. Er vergibt eine Acht. Durch die therapeutischen Gespräche fühlte er sich angeregt, seine Gefühle, Gedanken und sozialen Erfahrungen als Gestaltungsaufgabe anzunehmen (e). Diese Dimension bewertet er mit zehn.

Nach einem weiteren Jahr liest Joachim meine Beschreibung unserer Behandlung. Er findet die Darstellung sehr treffend und ergänzt einige wichtige Aspekte, die ich in meiner Version unserer Geschichte berücksichtige. Daneben berichtet er von den Anstrengungen, seine sozialen Fähigkeiten weiter zu entwickeln, die er immer noch nicht als »perfekt« erlebt. In seiner »Papazeit« hat er aber sehr viel gelernt und durch zähes Networking jetzt eine anspruchsvolle Forschungsstelle an einer guten Universität gefunden. Er knapse aber noch immer an der Tatsache, dass er keine so »publikumswirksame Karriere« wie sein Vater und Opa geschafft habe. Er führe aber eine moderne Ehe mit gleichverteilter Elternzeit und intellektuell vergleichbaren Jobs – moderner als viele seiner Bekannten: »So kann man das Besonders-Sein auch in etwas Positives drehen.«

Ängstlich vermeidende Persönlichkeitszüge

Eine Pianistin hat Angst, ihre Fähigkeiten zu zeigen

»Ich würde so gerne zeigen, was ich kann.«

Die 28-jährige Maria sucht eine psychotherapeutische Behandlung, weil sich ihre »jahrelangen unterschwelligen Ängste« in den letzten Monaten verstärkt haben. Es bereitete ihr »schon immer« Schwierigkeiten, sich auf neue Bekanntschaften einzulassen. Bei kleinen Veränderungen in ihrem Umfeld fühlt sie sich hilflos. Dabei würde sie »so gerne zeigen, was ich kann«. Ihre Nervosität, verbunden mit Herzklopfen, Zittern und Schwitzen der Hände, kommt ihr mittlerweile krankhaft vor. Schon in der Schule errötete sie, wenn Lehrer sie etwas fragten. Auch Ängste vor dem Alleinsein kennt sie seit vielen Jahren. Autofahren bereitet ihr Beklemmungen und sie vermeidet auch zu fliegen. Seit ein paar Monaten ist es »ganz schlimm«. Verschiedene Ärzte haben »nichts gefunden« und ihr Beruhigungsmittel verschrieben. Dies sei auf Dauer aber nicht der richtige Weg. Sie wird immer verzagter und manchmal fühlt sie sich »richtig verzweifelt«. Sie hat Angst, von den Medikamenten abhängig zu werden. Zusätzlich leidet sie in den letzten Jahren an häufigen Infekten, Hautausschlägen und Rückenschmerzen. Es geht »immer mehr bergab«.

Zu ihrer aktuellen Lebenssituation berichtet Maria, dass sie gerade die ersten Erfolge als Pianistin feiert. Durch ihre Ängste ist sie allerdings stark eingeschränkt. Besonders die Flugangst empfindet sie als sehr belastend: »Das geht in meinem Beruf gar nicht.« Sie meint, dass ihre Ängste mit der Trennung von ihrem Elternhaus zusammenhängen. Oft wacht sie aus Alpträumen auf, in denen ihre Eltern an Krebserkrankungen sterben, das elterliche Haus brennt oder sonst etwas Schreckliches passiert. Auch wenn ihr Freund auf Geschäftsreise geht, wird sie von Katastrophenängsten geplagt, so, als wäre jetzt alles vorbei.

Ihre Kindheit beschreibt Maria als »wunderschön«. Mit strahlenden Augen erzählt sie von ihrer liebevollen Mutter, dem verlässlichen Vater und einem großen Garten. Doch nach einigen Sitzungen kommen ihr »ganz andere Seiten« in den Sinn. Sie erinnert sich, dass die Schwangerschaft der Mutter mit ihrer zwei Jahre jüngeren Schwester sehr kompliziert war. Die Mutter erkrankte oft, musste viel liegen und hat für sie kaum Zeit gehabt. Sie selbst kann sich an diese Zeit nicht erinnern, aber ihr Vater hat ihr von diesen Schwierigkeiten erzählt. Nach der Geburt konzentrierte sich ihre Mutter auf die Schwester. Diese war in ihrer Entwicklung verzögert, und alle machten sich Sorgen um sie. Maria fällt ihre erste Erinnerung ein: »Meine kleine Schwester wirft meine Spielsachen herum und macht alles kaputt.« Sie selbst fühlte sich damals ohnmächtig, aber an Wut oder Ärger kann sie sich nicht erinnern. Als nach weiteren drei Jahren eine weitere Schwester geboren wurde, »stürzte ich mich auf sie und umsorgte sie heftig«. Sie erinnert sich, dass sie mit sechs Jahren ganz stolz darauf war, »schon ganz wie meine Mutter zu sein«.

Ihre Pubertät beschreibt Maria als problemlos: »Ich war immer angepasst und leicht zu führen.« Allerdings wurde es schwierig, als sie sah, dass sich ihr Körper veränderte. Bis heute empfindet sie ihren Busen und die weiblichen Rundungen als fremd: »Ich möchte eigentlich lieber ein Kind sein.« In der Schule war sie erfolgreich und hat damit ihrer Mutter viel Freude bereitet. Früh zeigte sich ihre musikalische Begabung, die zu dem Klavierstudium führte. Allerdings hat sie das Gefühl, wie in einem Vakuum zu schweben und den Boden unter den Füßen zu verlieren, wenn sie auftritt. Sie denkt dann häufig an ihre Mutter, die beruflich als Ärztin sehr erfolgreich ist, manchmal jedoch ihre Hingabe übertreibe. Sie macht sich oft Sorgen, dass ihre Mutter die eigenen Interessen so weit zurückstellt, dass sie ganz »leerläuft«. Der Vater wirkt ganz anders. Er arbeitet als Jurist, ist viel ruhiger und eher ein gemütlicher Mensch, der sich nicht so aufreibt. Er bewältigt sein Leben ganz gut und kümmert sich auch um die formalen Dinge in der Familie.

Im Kontakt wirkt Maria sehr sympathisch. Sie hat muntere, glänzend blaue Augen, ist charmant und sprachlich sehr beweglich. Erst im längeren Gespräch zeigt sie verzagte, scheue und traurige Seiten. Dann habe ich das Gefühl, dass sie ein Schattenreich betritt, das in starkem Kontrast zu ihren hellen und strahlenden Aspekten steht. Sie vermittelt das Bild, als nettes und braves Mädchen ihren Mitmenschen angenehm sein zu müssen. In diesem Bemühen wirkt sie aber auch etwas oberflächlich. Sie scheint Angst vor ihren leidenschaftlichen Seiten zu haben. Diese erlebt sie als dunkel und scheint zu befürchten, dass sie ihre soziale Anpassung gefährden. Andererseits fragt sie sich: »Was will ich eigentlich?«

Maria füllt die ersten Behandlungsstunden mit der Schilderung ihrer Ängste. Sie erzählt viele Alpträume, in denen ihre Eltern sterben. Als zweites Thema dominieren ihre Flugängste. Sie träumt wiederholt: »Ich hänge außen am Flügel eines Flugzeugs, merke wie ich abgleite und mich nur noch kurze Zeit festhalten kann.« Sie stellt sich die verschiedensten Katastrophen vor. Nach einer Weile treten diese Themen in den Hintergrund und sie beginnt sich mit Einsamkeits- und Verlassenheitsgefühlen auseinandersetzen. Ihr tritt vor Augen, dass sie sich von vielem trennen muss, wenn sie ihren künstlerischen Weg weiter geht. Dies sind besonders ihre Eltern und die lieblose Beziehung zu einem Mann, die »eigentlich lange ausgelebt« sei. Dennoch trennt sie sich nicht, um sich nicht allein und ungebunden zu fühlen. Selbständigkeit bedeutet für sie, dass sie verlassen wird und einsam bleibt.

Die Schwellensituation, in der sie steht, wird immer deutlicher. Sie hat einerseits das Angebot, im Ausland aufzutreten, und hängt andererseits am Klavierunterricht, den sie zu Hause erteilt. Diese Ambivalenz zeigt sich auch auf der Ebene ihres Frauseins. Einerseits will sie gerne das fürsorgliche Mädchen bleiben und andererseits als strahlende Künstlerin bewundert werden: »Nicht der Neid der Konkurrenz, sondern dass es keinen Rückweg gibt, macht mir Angst.«

In diesem Zusammenhang träumt sie: »Ich bin ganz verzweifelt, weil ich während einer Konzertreise vergessen habe, dass meine Eltern und mein Ehemann gestorben sind.« Der Traum zeigt ihr den Konflikt zwischen ihren Autonomie- und Abhängigkeitswünschen. Während sie sich diese vor Augen stellt, wirkt sie leichter und heiterer: »Es tut mir gut, die Dinge ungeschminkt zu betrachten.« Dementsprechend nutzt Maria die ersten Stunden, um einfach nur zu reden und sich ihre Vergangenheit und aktuelle Lebenswelt vor Augen zu stellen. Wir besprechen jedoch auch praktische Alltagsrituale, wie sie mit ihren Ängsten besser umgehen kann. Es hilft ihr, sich Angstsituationen in meiner Anwesenheit auszumalen und Verhaltensalternativen zu entdecken. Daneben rege ich sie zu Entspannungsübungen und langen Spaziergängen an, die ihr früher einmal gutgetan haben. Meine verhaltensorientierten Ratschläge stören in keiner Weise die Arbeit mit ihren unbewussten Wünschen und Konflikten. Ganz im Gegenteil, Maria fühlt sich sicherer, wenn ich ihr auch etwas zu ihren aktuellen Sorgen sage und praktische Lösungsvorschläge unterbreite.

Während der Behandlung wird Maria mutiger, abgelehnte Wünsche und unbewusste Regungen wahrzunehmen. Sie geht in den psychotherapeutischen Gesprächen auf ihre »eigene Reise«, ohne sich ständig versichern zu müssen, dass ihr Freund und ihre Eltern und Geschwister noch da sind. Sie ist überrascht, dass ihre Beziehungen dadurch nicht geschwächt werden, sondern an Tiefe gewinnen. Dabei treten ihre Ängste in den Hintergrund. Es dominieren zunehmend Themen wie das Spannungsverhältnis zwischen Mutterschaft und Karriere: »Wie kann ich als Konzertpianistin einmal ein oder zwei Kinder haben? Und den passenden Mann?« Sie sieht einen Konflikt zwischen Bindung und Leidenschaft: »Beim Sex hebe ich vollkommen ab, fühle mich ganz frei, weiß aber gar nicht mehr, mit wem ich zusammen bin.« Sie meint, dass sexuelle Lust ihre Beziehung gefährden könnte: »Man fliegt doch allein?« Gegen Ende der Behandlung geht es um ihre kreative Entwicklung: »Wie und wo kann ich mich am besten verwirklichen?«

Nach 25 Sitzungen resümiert Maria, dass ihre Ängste deutlich gebessert sind. Sie kann »mit flauem Gefühl fliegen« und hat mehrere Konzertangebote angenommen. Sie glaubt, mutiger geworden zu sein. Allerdings würden im Hintergrund immer noch Unsicherheitsgefühle lauern, insbesondere Ängste vorm Fliegen. Diese sieht sie als Hinweis an, dass sich »in mir etwas bewegt«. Eigentlich habe sie gar keine Flugangst, sondern Verlustängste, die sich wohl durch ihr gesamtes Leben ziehen würden. Ihre Konflikte kann sie klarer sehen und es freut sie, dass sie »freier mit meinen Wünschen, Hoffnungen und Ängsten spielen kann«.

Im Rückblick fühlte sich Maria durch die Möglichkeit, über sich und ihre Ängste zu sprechen, entlastet. Auf einer intellektuellen Ebene nutzte sie meine Ratschläge, sich mit ihren Ängsten zu konfrontieren. Die Beschäftigung mit dem Fliegen und Angst lösende Rituale minderten ihre Befürchtungen. Entscheidend war jedoch, dass sie Raum fand, ihre verdrängten Wünsche wahrzunehmen und sich mit existenziellen Konflikten zwischen Heimisch-Sein und Welteroberung auseinanderzusetzen. Maria nahm ein Stück Zuversicht mit auf ihren Weg und wirkte bei Beendigung der Kurztherapie authentischer und sicherer. Ihr berufliches Engagement führte sie in die Ferne, und ich wünschte ihr, dass sie die erhaltenen Anregungen kreativ weiterentwickeln würde. Nach zwei Jahren erreicht mich die Geburtsanzeige mit einem schönen Foto ihrer ersten Tochter: »Ich habe mich für einen anderen Weg entschieden, arbeite als Lehrerin, und es geht mir – wie Sie sehen – sehr gut.«

Zehn Jahre nach Abschluss der Behandlung bitte ich Maria um die Erlaubnis, Auszüge aus ihrer Behandlung anonymisiert zu veröffentlichen. Sie willigt ein und erzählt in einem längeren Telefonat, dass sie bis heute an die Gespräche zurückdenke. Manchmal fallen ihr einzelne Sätze oder Erkenntnisse ein. Die Behandlung ist wie ein innerer Begleiter, an den sie gerne zurückdenkt. Sie hat ihr geholfen herauszufinden, was sie sich wünscht: »Letztlich habe ich hinbekommen, was ich mir erträumt habe: ein Mädchen, zwei Söhne.« Sie genießt auch das Beamtendasein. Die meisten Kollegen würden zwar klagen, aber sie selbst arbeitet sehr gern als Lehrerin. Probleme gab es nach der Geburt ihrer ersten Tochter. Es war schwer für das Paar, angesichts ihrer Mutterschaft und der starken beruflichen Anspannung ihres Mannes, die erotische Liebe wach zu halten: »Das hätte auch ins Auge gehen können.« Nach ein paar sehr schwierigen Monaten haben sie es aber auch mithilfe der Großeltern geschafft, sich Freiräume zu erobern und wieder zueinander zu finden. Heute komme sie gut zurecht mit der immerwährenden Spannung zwischen Bindungswünschen und leidenschaftlichem Freiheitsdrang.

Auf die Frage, was in ihrer Psychotherapie geholfen haben könnte antwortet Maria: Die Möglichkeit, in einer guten Atmosphäre zu sprechen und alles sagen zu können. Die Bedeutung der therapeutischen Beziehung (a) bewertet sie mit zehn. Verhaltensorientierte Interventionen (b) seien auch wichtig gewesen und sie vergibt eine Sieben. Die intellektuelle Korrektur dysfunktionaler Anschauungen und Meinungen (c) seien von ganz untergeordneter Bedeutung gewesen. Sie bewertet diese Dimension mit zwei. Die Bearbeitung unbewusster Konflikte (d) sei schwerer zu bewerten, aber nicht unwichtig. Sie vergibt eine Fünf. Die Möglichkeit, zu sprechen, verstanden und beantwortet zu werden (e), sei am wichtigsten gewesen. Sie bewertet diese existenzielle Dimension mit zehn, wobei sie bemerkt, dass sie von der allgemeinen Bedeutung der therapeutischen Begegnung (a) kaum zu unterscheiden sei.

Mittelschwere Angst und Depression

Eine junge Ärztin ist unerklärlich verstimmt

»Ich stehe irgendwie neben mir und dann kommt die Angst.«

Monika wurde von ihrem Hausarzt, den sie in den letzten Wochen und Monaten häufig konsultierte, zur Psychotherapie überwiesen. Sie berichtet, dass sie seit Jahren unter einer »komischen Anspannung und Angst« leide. Manchmal ist sie unerklärlich verstimmt: »Ich stehe dann irgendwie neben mir.« All dem hat sie bisher keine große Bedeutung beigemessen, bis durch den Stress während ihres ersten medizinischen Staatsexamens Magenbeschwerden, unregelmäßige Monatsblutungen und heftige Kopfschmerzen aufgetreten sind. Sie hat zunächst befürchtet, Unterleibskrebs zu bekommen und später einen Hirntumor oder etwas Ähnliches. Sowohl ihr Hausarzt als auch ihr Gynäkologe haben versucht, sie zu beruhigen und die Beschwerden auf Stress zurückgeführt. Verschiedene Beruhigungsmittel und homöopathische Arzneien haben ihr nicht geholfen. Lediglich durch das Antidepressivum Amitryptilin ist sie etwas ruhiger geworden, hat aber das Gefühl, »nicht ganz da zu sein«.

Ihre Eltern versuchten zu helfen. Um ihren Zustand zu verbessern, unternahm der Vater eine Reise mit ihr. Sie musste diese jedoch wegen beständiger Übelkeit und Angst abbrechen. Die auch schon früher bestehenden Ängste vor öffentlichen Plätzen, Brücken und hohen Gebäuden verstärkten sich dermaßen, dass sie sich vollkommen zurückzog: »Meine sozialen Aktivitäten beschränke ich heute auf das Allernotwendigste.« Sie hat zunehmend Angst vor der Angst und mitunter könne sie an nichts anderes denken als nur »Angst, Angst, Angst«.

Zu ihrer Biografie berichtet Monika, dass sie in einer »Bilderbuchfamilie« aufgewachsen sei. Es war alles sehr schön, sie ist das Nesthäkchen an der Seite ihrer fünf Jahre älteren Schwester gewesen. Ihre Mutter war immer »Mutter mit Leib und Seele«. Für ihre Kinder hat sie den Beruf als Ärztin aufgegeben und war immer sehr fürsorglich, vielleicht auch überängstlich. Möglicherweise war ihre Mutter so übervorsichtig, weil sie bei der Geburt ihrer Tochter schon ziemlich alt war. Auch der Vater war schon an die Fünfzig. Er arbeitete als Facharzt, konnte sich aber im Gegensatz zu seinen Kollegen genügend Zeit für seine Kinder nehmen. Während ihrer Kindheit ist die Familie häufig umgezogen, und sie soll einmal aus Wut ihre Windeln zerrissen haben. In den Kindergarten ist sie wegen der Fürsorglichkeit ihrer Mutter relativ spät gegangen. Damals haben sich heftige Alpträume eingestellt. Oft ist sie weinend aufgewacht mit dem Schreckensbild: »Wie wird es sein, wenn meine Eltern einmal nicht mehr da sind.« Auch aus ihrer Grundschulzeit erinnert sie solche Angstträume.

Ihre Pubertät charakterisiert Monika als »unspektakulär«. Niemals kam es zu Auseinandersetzungen oder gar Kämpfen mit den Eltern. Noch in ihrer Pubertät war sie überzeugt, dass ihr Vater »der Idealtyp« sei: »So jemanden möchte ich finden und nicht irgendeinen, bei dem ich befürchten muss, dass es nach drei oder vier Jahren zu Ende ist.« Mit 20 fiel ihren Freundinnen auf, dass sie die Einzige war, die regelmäßig mit den Eltern in Urlaub fuhr. Im 16. Lebensjahr hatte sich Monika erstmals verliebt, der Kontakt zu dem gleichaltrigen Freund war ihr jedoch »zu unruhig«. Lieber pflegte sie Beziehungen mit den wesentlich älteren Freunden der Schwester. Diese hielt sie für »intellektuell anspruchsvoller und kultivierter als die Raubeine in meiner Klasse«. Sie ließ sich auch nie auf eine engere oder »gar sexuelle« Beziehung ein. Sie hat aber nicht das Gefühl, dass ihr etwas fehle.

In der therapeutischen Beziehung vermittelt Monika zunächst einen weltgewandten und souveränen Eindruck. Sie schneidet allgemeine Themen an, um ihre intellektuelle Sicherheit zu demonstrieren. In starkem Kontrast hierzu vermittelt sie emotional etwas verzagt Zerbrechliches, das hinter ihren übergewichtigen Rundungen verborgen ist. Mitunter wirkt sie wie ein kleines, sehr gescheites, aber doch sehr unsicheres, ja verzweifeltes Mädchen.

Die ersten fünf Sitzungen sind angefüllt von Monikas Beschwerdeschilderungen: Sie traut sich kaum aus dem Haus, der Kopf tut weh, ob da nicht »doch was ist«? Meine gelassene Aufmerksamkeit scheint sie jedoch etwas zu entlasten, so als gewinne sie ein Stück Sicherheit und sie sagt, es sei gut, wenn sie sich »nicht verrückt machen« ließe. Unterstützt durch mein Interesse verschiebt sich mit jeder Stunde zunehmend der Fokus auf ihre

Aktivitäten: Die Suche nach einem Dissertationsthema, aktuelle Filme und politische Themen. Mein Interesse an ihren Themen erstaunt die Patientin zunächst, um ihr dann das Gefühl zu vermitteln, im Sinne der »Selbstwirksamkeit« etwas Sinnvolles zur Therapie beitragen zu können. Die intellektuellen Gespräche, in die sie mich verwickelt, scheinen ihr Sicherheit zu geben und manchmal lächelt sie mich verschmitzt an, wenn sie das Gefühl hat, mich erfolgreich von psychotherapeutischen Interpretationen abzuhalten.

Wir entwickeln, nachdem sich eine vertrauensvolle Beziehung etabliert hat, ein Trainingsprogramm: Sie soll regelmäßig zu festgelegten Tageszeiten spazieren gehen, weil sie früher die Erfahrung gemacht hat, dass sie sich dabei entspannt und ihre Gedanken gut ordnen kann. Sie findet es plausibel, damit auch die körperlichen Begleiterscheinungen ihrer Angst bekämpfen zu können. Zweitens empfehle ich ihr, schrittweise die Plätze, die ihr Angst bereiten, aufzusuchen. Drittens erörtern wir im sokratischen Dialog die Irrationalität ihrer Ängste.

Während der ersten Sitzungen fragt Monika mehrfach, ob ihre Ängste nicht durch weitere Medikamente oder Hypnose ganz zu beseitigen wären. Ich konfrontiere sie schließlich mit der Möglichkeit, dass ihre Ängste auch einen Sinn haben könnten. Sie antwortet daraufhin, dass die Suche nach der Bedeutung ihrer Ängste so wäre, als ob sie einem Wolf, der sie mit bleckenden Zähnen verfolgt, auch noch ins Maul schaut. Ich bemerke, dass sie dieser Wolf vielleicht interessieren könnte, und die Patientin antwortet: »Meinen Sie, der verwandelt sich dann in einen lieben Hund?« Auf meine Erwiderung – »warum nicht« – erinnert sich Monika an ihren eigenen Hund, der ein wichtiger Begleiter in ihrer Kindheit gewesen ist.

An dieser Stelle fangen wir an, mit Bildern, die ich als symbolische Darstellungen ihrer diffusen Ängste ansehe, zu spielen. Jetzt verdichtet sich der kreativ-psychodynamische Anteil der Behandlung. Monika geht ihren Fantasien von einerseits aggressiven, aber interessanten und andererseits lieben, aber langweiligen Tieren nach. Sie fragt sich, was das mit ihr und ihren Wünschen zu tun hat. Dann wird sie mutiger und beschäftigt sich mit potenziellen Partnern. Dabei treten ihr Erinnerungen an kindliche Angstsituationen vor Augen: So trat ein Lehrer, einer neuen Methode des Schwimmunterrichts folgend, auf sie zu und tauchte sie längere Zeit unter Wasser. Das Ergebnis war »überwältigend« und sie kann bis heute noch nicht schwimmen. Sie ist überrascht, dass die Besprechung solcher Erinnerungen und ihrer Reaktionen sie nicht noch weiter beunruhigen, sondern ihr das Gefühl verleihen, mehr bei sich zu sein.

Während sich Monika mit ihren Erinnerungen, Fantasien und Wünschen beschäftigt, treten ihre aktuellen Ängste und körperlichen Beschwerden in den Hintergrund. Ich habe den Eindruck, dass sie ihre Symptome langsam »vergisst«. Die Tragweite ihres Vermeidungsverhaltens wird jedoch deutlicher. Seit Jahren verzichtet sie auf emotional tiefergehende Bindungen außerhalb der Primärfamilie und vermeidet es, ihr Studium zügig abzuschließen und in den Beruf einzutreten. Diese Themen treten nach acht Wochen in den Vordergrund, während sich Monika mit ihren Autonomie- und Abhängigkeitskonflikten beschäftigt. Sie träumt: »Ich fahre mit Vater im Zug und fühle mich sehr wohl. Plötzlich ist Vater nicht mehr da, ich frage mich, ob er gestorben ist, und dann rast eine führerlose Lokomotive ungebremst ins Nichts.« Monika findet diesen Traum »ganz interessant«, macht sich aber lustig über meine vorsichtigen Versuche, ihr zu vermitteln, dass der Traum eine Bedeutung für sie haben könnte. Mir erscheint er als eine kreative Verdichtung, die ihre Bindungswünsche und Trennungsängste bildhaft darstellt.

Nach acht Wochen bei einer Sitzung pro Woche reduziert Monika selbstständig ihr Antidepressivum. Sie wehrt sich allerdings weiterhin gegen meine Deutungsversuche, zum Beispiel, dass sie Angst vor ihrer Selbständigkeit und ihren Fähigkeiten habe, weil dadurch das Band zu den Eltern gelockert würde. Sie antwortet triumphierend auf meine vorsichtigen Vermutungen: »Ich lebe doch schon seit Jahren allein.« Sie erzählt, wie keck sie mit zwei Freundinnen Italien ohne jede Angst bereist hat. Ihre Flirts mit jungen Italienern schildert sie wie ein neunjähriges Mädchen und ohne einen Anflug ernst zu nehmender Sexualität. Sie vermittelt mir das Bild, »über allen sexuellen Wünschen zu stehen«. Sie spielt mir allerdings sexuelle Themen zu, um sich über meine Einfälle zu amüsieren: »Na, was denken Sie darüber? Na ja, Psychotherapeuten denken wahrscheinlich immer an Sex.« Mir scheint, als wolle sie mir sexuelle Themen überlassen, um diese selbst nicht anfassen zu müssen.

Monika träumt in diesem Zusammenhang: »Ich bin zu Hause bei meinen Eltern und bekomme zu Weihnachten einen süßen kleinen Welpen geschenkt. Ich tolle mit ihm herum bis ich merke, dass er immer größer und schließlich ein männlicher Fuchs wird. Ich verwandele mich in eine Schnecke, die eine Schleimspur hinter sich herzieht. Der Fuchs nimmt Witterung auf und verfolgt mich.« Die Patientin empfindet den Traum als eklig und abstoßend. Sie vermutet aber, dass er eine wichtige Botschaft enthält: »Ich weiß es nicht, will es vielleicht auch gar nicht wissen.« Ich ermuntere sie, bei dem Traumbild zu verweilen und mit ihm zu spielen. Daraufhin greift sie das Bild des Welpen auf. Zuerst ist er ein junger verspielter Hund und dann ein sexuelles Wesen, das ihr nachstellt. Dann fällt ihr ein, dass Schnecke einen vulgärsprachlichen Ausdruck für das weibliche Genital darstellt. Ist das ein Verwandlungstraum wie im Märchen vom Froschkönig? Aber sie sei doch eher wie Dornröschen, das durch eine Dornenhecke geschützt wird. Sie überlegt, wie es wäre, wenn ihr ein Mann nahekäme. Sie beschäftigt sich erstmals damit, was es bedeutet, eine Frau zu sein. Sie meint, dass sie sich nur als neunjähriges Mädchen kenne und vielleicht auch so bleiben möchte: »unschuldig, geruchlos, geschützt«.

Während dieser Zeit, in der Monika in den Behandlungsstunden, angeregt und ermutigt durch meine Begleitung, kreativ mit Fantasien und Träumen spielt, wird sie in ihrer realen Lebensgestaltung sicherer: Sie hat einen Doktorvater für das von ihr gewählte Thema interessiert und arbeitet konzentriert und gerne an ihrer Arbeit. Von Symptomen ist kaum noch die Rede. Nach weiteren acht Wochen – wir befinden uns in der 16. Sitzung – beschäftigt sich die Patientin mit dem Säugling der Schwester, den sie grundsätzlich »das Monster« nennt. Zunächst mit solch drastischen Bezeichnungen zurückhaltend, fühlt sie sich jedoch durch meine Haltung ermuntert, ungeschminkt zu sagen, was sie fühlt und denkt: »Das Monster schreit und ist in seiner Gier unersättlich.« Das Monsterbaby wird für Monika zu einer kreativen Metapher. Darin verdichtet sie abgelehnte Selbstaspekte und unterdrückte Gefühle. Ich äußere meine Vermutung, dass es nötig sei, die Vitalität des Monsterbabys anzunehmen. Monika äußert, wie wichtig es ihr geworden sei, »unangebrachte« Gefühle in der Behandlung äußern zu dürfen. Dadurch wird es möglich, sich mit ihrer eigenen Gier auseinanderzusetzen. Sie kommt auf den »Welpen- und Schnecken-Traum« zurück und beschäftigt sich mit ihren sexuellen Wünschen: »Liefere ich mich aus? Werde ich geliebt oder ausgenutzt? Kann ich einen Mann an mich binden?« Sie stellt sich vor, wie es ist, einem »Monsterbaby« das Leben zu schenken.

Nachdem die Beschwerden, die sie in Behandlung geführt haben, gewichen sind, denkt Monika an das Ende der Kurztherapie. In diesem Zusammenhang stellt sich folgender Traum ein: »Mein Vater ist gestorben. Er kommt aber immer wieder, zeigt sich meiner Mutter und mir und sagt: ›Soll ich euch vormachen, wie man stirbt?‹ Dann stirbt er wieder, um wiederzukommen, immer wieder ... Wir sagen, er soll aufhören damit und endlich fortbleiben.« Monika möchte über diesen Traum nicht nachdenken und erwartet von mir »hoffentlich keine wilden psychoanalytischen Spekulationen«. Mir erscheint der Traum wiederum als kreatives Narrativ, das ihre psychische Entwicklung begleitet und ihre Konflikte bildhaft verdichtet darstellt. So entschließe ich mich, die für mich im Traum evidente Verknüpfung von Abschiednehmen, Tod und Sexualität nur indirekt über meine Einfälle zu Mozarts *Don Giovanni* anzusprechen. Monika hat mir von dieser Oper erzählt, in der eine Vatergestalt, der Komtur, von Don Giovanni ermordet wird. Als »steinerner Gast« kehrt er zurück und bestraft den gierigen Don Giovanni für seine sexuellen Freveltaten mit dem Tod. Ich frage Monika nach ihren eigenen Assoziationen zur Verknüpfung von Gier, Sexualität und Tod. Triumphierend antwortet sie: »Ja, ich habe den Traum doch mit drei Jahren erstmals geträumt!« Sie will damit illustrieren, dass der Traum nichts mit Sexualität zu tun haben könne. Ich kann mich nicht zurückhalten zu fragen, wo sie denn in dieser Zeit geschlafen habe. Sie schildert daraufhin, dass sie immer im Gitterbettchen im elterlichen Schlafzimmer und anschließend auch noch lange in deren Ehebett schlief. Sollte ich Monika auf die Bedeutung der Urszene, der Beobachtung des elterlichen Geschlechtsverkehrs, aufmerksam machen? Ich habe dies nicht getan, weil auch hier der Traum wie ein metaphorischer Kommentar zu ihrer aktuellen Entwicklung erscheint: Sie hat erstmals Kontakt zu einem jungen Mann aufgenommen und sich verliebt.

In den letzten Stunden kommt Monika auf ihre Tiermetaphern zurück: »Es ist doch eigentlich schade, wenn man aus so einem wilden Tier ein Haustier macht.« Auch mit dem »Monsterbaby« freundet sie sich an: »Erstaunlich, wie viel Kraft und Vitalität in so einem Kind steckt.« Meine eigenen Fragen, ob eine Verlängerung der nach 25 Sitzungen abgeschlossenen Kurztherapie nicht sinnvoll wäre, kommen in ihrem letzten Traum – neben vielem anderen – zur Darstellung: »Ich bin zu Hause; der dortige Arzt meint, ich hätte eine schwere Krankheit, eine Leukämie. Der Arzt hier in Heidelberg sagt, dass das nicht stimmt.« Zum Abschluss der Behandlung resümieren wir das Erreichte und überlegen, was Monika »mitnehmen« kann. Fünf Gesichtspunkte sind dabei leitend:

Die therapeutische Beziehung (a): Monika sagt, dass es ihr gutgetan habe »einfach zu reden«. Das ist am Anfang schwierig gewesen, aber sie hat erfahren, dass es ihr hilft, dem Chaos in sich Worte zu geben. Dies hat sie auch mutiger gemacht, auf andere zuzugehen.

Verhaltensmodifikation (b): Die entwickelten Alltagsrituale haben geholfen. Besonders die regelmäßigen Körperübungen will sie beibehalten, weil das ihre Achtsamkeit erhöht. Sie fühlt sich stabiler, wenn sie körperlich aktiv ist, und will sich dazu auch zwingen, »wenn mal eine Krise im Anflug ist«.

Korrektur dysfunktionaler Meinungen (c): »Meine Vorstellungen, wie ich zu sein habe, sind wohl ziemlich starr gewesen.« Die Reflexion ihrer Einstellungen und Werte könne sie allerdings auch ohne Therapie in Zukunft weiterentwickeln.

Dynamik unbewusster Konflikte (d): Die Bearbeitung unbewusster Konflikte ist am Anfang »sehr seltsam« gewesen. Sie hat sehr daran gezweifelt, ob die Beschäftigung mit »all dem Schleim und Morast« etwas bringen kann: »Jetzt habe ich sogar Freude daran, wenn ich etwas Komisches geträumt habe.« Träume und Fantasien will sie auch künftig als Kommentare zu ihrem Leben nutzen.

Verstehen und Kommunikation als kreative Aufgabe (e): Für Monika ist es eine ganz praktische Aufgabe, in Zukunft mutiger und wacher ihre Möglichkeiten zu nutzen und sich und andere zu verstehen. Auch das Selbstgespräch in Träumen und Fantasien »ist eigentlich ein Lebenselixier«. Sie will zudem die Inspirationen, die sie in Romanen und Filmen findet, aktiver zum Verständnis ihrer eigenen Gefühle nutzen.

Ein Jahr nach Beendigung der Behandlung ruft mich Monika an, weil sie sich beruflich neu orientieren möchte. Wir führen drei telefonische Coaching-Gespräche, in denen sie das Für und Wider ihrer Entscheidungen abwägt. Von psychischen Beschwerden fühlt sie sich »augenblicklich« befreit. Nach weiteren fünf Jahren schicke ich Monika eine Mail, um mit ihr ein auf die Therapie rückschauendes Gespräch zu führen. Sie antwortet nach einem Tag und teilt mir mit, dass sie gerne zu einem Nachgespräch bereit sei. Wir vereinbaren einen Telefontermin, weil sie weit entfernt wohnt. In diesem Telefonat antwortet sie auf die Frage, ob ihr die Behandlung geholfen habe: »Ja sehr, sonst wäre ich noch in Therapie und würde auch noch Medikamente nehmen. Es geht mir sehr gut und ich bin beruflich rasant aufgestiegen.« Sie berichtet, dass sie in leitender Position in einem großen Unternehmen tätig sei und mehr verdient, als sie ausgeben könne. Sie wirkt heiter und sagt, dass es ihr auch privat sehr gut gehe. Sie genießt ihr Leben und hat auch Zeit für ihre kulturellen Interessen.

Ich frage sie noch einmal, was rückblickend nach ihrer Meinung in der Therapie gewirkt haben könnte. Sie antwortet spontan: »Ich konnte mich aussprechen.« Diese Dimension (a) bewertet sie mit zehn. »Dann haben Sie immer darauf bestanden, dass ich mich Situationen, die mir Angst bereiteten, aussetzte. Ihr Bestehen auf körperlicher Aktivität hat mich anfänglich gestört, ich hielt es eher mit Churchills ›no sports‹. Aber letztlich hat mir Ihre Hartnäckigkeit, mein Vermeidungsverhalten zu bekämpfen, gutgetan.« Insofern bewertet sie die verhaltenstherapeutischen Aspekte (b) mit acht. »Des Weiteren konnte ich in Ruhe meine Vorstellungen von mir und meinen Beziehungen zur Welt klären.« Die Bedeutung dieser kognitiven Aspekte (c) schätzt sie mit sechs ein. »Die Beschäftigung mit meiner Vergangenheit, den Fantasien und Träumen und Ihre Deutungen haben mir neue Perspektiven eröffnet.« Dementsprechend bewertet sie die psychodynamische Dimension (d) mit acht. »Am wichtigsten war: Ich fühlte mich gut begleitet auf dem Weg zu mir selbst. Das hat mich mutiger und offener gemacht. Ich habe gesehen, dass die Realität das ist, was ich daraus mache.« Insofern schätzt Monika die Bedeutung der existenziellen Dimension (e) mit zehn ein.

Somatisierungsstörung

Eine ältere Dame leidet seit Jahrzehnten unter ständigen Schmerzen

»Alles tut mir weh.«

Eine 65-jährige Frau, ich nenne sie Hilde, ruft mich an und bittet wegen »Eheschwierigkeiten« um einen Termin. Sie hat immer alles für ihren Mann getan, dennoch ist er seit Jahren mit einer Geliebten zusammen: »Ich kann nichts machen.« Zusätzlich zu dieser Sorge beklagt sie vielerlei körperliche Beschwerden und »eine ständige Angst, an Krebs zu erkranken«. Sie geht fast täglich zum Arzt: »Alles tut mir weh; mal ist es der Rücken, mal der Kopf.« Im ersten Gespräch fällt mir auf, dass sie fast ausschließlich über das Leben ihres Mannes spricht. Sie erzählt mir von seinen beruflichen Erfolgen, seinen Vorlieben und seinen Neigungen. Zwischenfragen nach ihrem eigenen Leben übergeht sie, als wäre dies der Rede nicht wert: »Ich stehe doch nur im Schatten meines Mannes«, sagt sie in einem Tonfall, als wäre dies die ihr angemessene Position.

So geht es auch in der zweiten Stunde und ich bin ratlos, wie ich Zugang zu ihr finden kann. Heute erwähnt sie neben ihrem Mann ihren Sohn. Durch eine chronische Krankheit »hält er mich in Atem«, obwohl sie ihn in seiner Lebensführung kaum beeinträchtigt. Hilde spricht in monotonem und anklagendem Tonfall und ich fühle mich etwas genervt und gelangweilt. Meine Versuche, sie durch wertschätzende Bemerkungen zu bestätigen, gehen ins Leere. Auch meine auf eine selbstständigere Lebensführung zielenden Ratschläge erscheinen mir belanglos. In der dritten Stunde das gleiche Bild: Hilde erscheint perfekt gestylt, spricht ausschließlich über ihren Mann und die Krankheiten ihres Sohns. Wieder macht sich ein Gefühl von Langeweile und Sinnlosigkeit breit. Mir fallen einige »beziehungstechnische« Empfehlungen ein, aber es bleibt ein Gefühl von Leere. Um diese Leere zu bekämpfen, versuche ich, während ich

Hilde zuhöre, auf meine Stimmungen und inneren Bilder aufmerksamer zu achten. Tatsächlich erscheint nach kurzer Zeit eine plastische Szene vor meinem inneren Auge: Ich sehe eine große Bühne, auf der Hildes Mann verschiedene Rollen spielt. Er ist nicht nur Darsteller, sondern übernimmt auch die Regie, taucht im Zuschauerraum auf, verschiebt Requisiten. Auch ihr Sohn tritt einmal kurz auf. Aber wo ist die Patientin? Ich beginne, sie zu suchen. Ist sie dort im Schatten, im Hintergrund der Bühne?

Ich sage schließlich der Patientin, dass vor meinem inneren Auge folgendes Bild entsteht: »Sie kommen zu mir und möchten den Vorhang vor Ihrer inneren Bühne aufziehen. Hier ist aber nur Ihr Mann mit seinen Eigenschaften und Eigenheiten, seinen beruflichen Aktivitäten und Verbindungen zu sehen. Gelegentlich sehe ich auch Ihren Sohn, aber ich finde Sie nicht.« Hilde wird nachdenklich, will wieder über ihren Mann reden, merkt dies selbst und sagt: »Das stimmt eigentlich.« Ich erwidere: »Lassen Sie uns doch einmal nachschauen, wo Sie eigentlich sind.« Hilde antwortet spontan: »Ich bin gar nicht da. Wahrscheinlich erledige ich irgendetwas hinter der Bühne.« Ich halte sie bei diesem Bilde fest: »Vielleicht verstecken Sie sich auch hinter dem Vorhang Ihrer Pflichten?« Mir tritt jetzt unvermittelt ein verschämtes Mädchen auf, das sich im Schatten des Bühnenhintergrunds verbirgt. Hilde wird nachdenklich und äußert: »Mir fällt da etwas ein. Ich war als Kind gar nicht so zurückhaltend, und für Sexualität habe ich mich eigentlich schon sehr früh interessiert. Gegenüber wohnte ein 16-jähriger Junge, der sah ganz toll aus und hatte eine E-Gitarre. Ich habe ihn lange angehimmelt und mich letztlich getraut, ihn anzusprechen. Er ist mit mir nach Hause gegangen und ich habe ihm meine Puppenstube voll Stolz gezeigt. Er hat sich totgelacht und ist wieder verschwunden. Ich habe mich nicht getraut, ihm noch einmal unter die Augen zu treten.« Hilde erzählt dies wie eine Traumgeschichte, und ich kann mich jetzt besser in ihre Empfindungen einfühlen. Sie selbst will aber wieder von ihrem Mann sprechen, weswegen ich ihr sage, dass es mir wichtig erscheint, bei ihren Gefühlen und Ideen zu verweilen.

Sie sagt, dass es ihr »schon immer« schwerfällt, sich in den Mittelpunkt zu stellen. Ich sehe plötzlich – wie in einem Traum – eine einsame und traurige junge Frau vor meinem inneren Auge. Deswegen bitte ich sie erneut, noch bei sich zu verweilen, als sie fortfahren möchte, sich über ihre häuslichen Pflichten und den Ärger mit Handwerkern in monotonem Tonfall und ohne jede Emotion zu beschweren. Sie verbindet daraufhin die Szene mit dem jungen Mann, der ihre mädchenhafte Liebe verlachte, mit einer Fehlgeburt zu Anfang ihrer Ehe. Sie hat sich damals sehr allein gelassen gefühlt und es ihrem Mann sehr übelgenommen, dass er sich in seiner Arbeit versteckt hat. Im Hintergrund klingen aber auch Selbstzweifel an: »Vielleicht verstecke ich mich hinter meinem Mann, weil ich meinen eigenen Gefühlen und Gedanken nicht traue.« Während sie jetzt ihren eigenen Wünschen und Ängsten, Stärken und Schwächen nachspürt, wirkt sie mehr bei sich. Auch ich fühle mich ihr näher.

Zu Beginn der Behandlung hatte ich zwar eine Lebensgeschichte erhoben, aber diese blieb eine zunächst bedeutungslose Faktensammlung, an die ich mich kaum erinnern konnte. Jetzt, nachdem ein kreativer therapeutischer Prozess in Gang gekommen ist, wird mir die Bedeutung ihres »immer umschwärmten Bruders« greifbar. Hilde hat früh gelernt, Männer zu bewundern und sich in den Hintergrund zu stellen. Sie blieb dadurch eng mit ihrer Mutter verbunden, die sich ähnlich verhielt. Dabei spürte sie auch in sich draufgängerische Seiten. Es wird ihr deutlich, dass sie durch ihr braves und angepasstes Verhalten ihrer Mutter die Treue halten wollte. In diesem Zusammenhang erwähnt Hilde, dass auch ihr Vater eine langjährige Geliebte hatte. Bisher habe sie dies nicht wichtig gefunden. Jetzt wird ihr jedoch bewusst, wie stark sie über viele Jahre ihre Wut zügeln musste, um »ja kein Porzellan zu zerschlagen«. Es macht sie traurig, dass durch diese Verdrängung »eigentlich verständlicher Gefühle«, auch viele positive Energien unterdrückt wurden.

In der fünften Sitzung erzählt Hilde, dass sie einen Malkurs begonnen habe, um nicht ständig »zu Hause rumzuwuseln«. Stolz zeigt sie mir beim nächsten Termin eine kleine Aquarellzeichnung. Sie geht mit ihren Freundinnen ins Kino und berichtet in der siebten Stunde, dass sie *Eyes Wide Shut*, einen Film, der zu vielerlei erotischen Fantasien einlädt, gesehen habe. Sie verliert aber kein weiteres Wort über den Film. Bei mir stellen sich jedoch die in dem Film inszenierten sexuellen Träume ein, und ich habe das Gefühl, diese stellvertretend für Hilde durchzuspielen. Deswegen frage ich sie, was sie eigentlich bei dem Film empfunden hat und sie antwortet zurückhaltend: »Einiges, aber ich will mich damit nicht näher beschäftigen. Was bedeutet der Film denn für Sie?« Ich daraufhin: »Sie beeinträchtigen möglicherweise Ihren Fantasiereichtum, wenn Sie erst einmal warten, was Ihre Partner dazu sagen.« Hilde: »Ich fühle mich so einfach sicherer, aber natürlich geht da viel von mir verloren.«

Über die achte Sitzung will ich ausführlicher berichten: Vor der Stunde habe ich mir vorgenommen, Hilde auf ihre eigenen Sehnsüchte und Wünsche anzusprechen. Sie hat in der letzten Stunde erwähnt, wie schwer es ihr fällt, diese ungeschminkt zu betrachten. Sie eröffnet die Sitzung erleichtert mit der Feststellung, dass sich die Beziehung zu ihrem Mann etwas verbessert hat. Sie hat keine Idee, warum das so ist. Ich denke, dass sie aktiver geworden ist und vermehrt eigene Wege geht. Dies scheint ihrer Ehe sehr zuträglich zu sein. Während sie jetzt wie üblich ihre alltäglichen Verpflichtungen in Haus und Garten, Arztbesuche etc. schildert, erscheint vor meinem inneren Auge wieder die Bühne, die die Patientin jetzt wieder mit Requisiten anfüllt. Ich könnte ihr dies sagen, doch beginne ich stattdessen aktiver nach ihr selbst und ihren Wünschen zu suchen. Deswegen frage ich sie nach ihren Träumen, weil ich meine, dass hier Wünsche oft den deutlichsten Ausdruck finden. Sie antwortet: »Ach, das ist doch nur banales Zeug.« Ich: »Was denn so?« Hilde: »Nach einem Besuch bei meinem Bruder habe ich geträumt, dass er mich fragt, ob er meinen Wagen haben darf. Ich habe zugestimmt und dann gesehen, dass er mit großer Geschwindigkeit durch eine weite Ebene rast. Dann hebt der Wagen ab, fliegt ein Stück durch die Luft und landet mit einem lauten Knall. Mein Bruder jauchzt vor Freude. Das Auto ist verbeult und ich werde furchtbar böse. Besonders sauer bin ich, weil ich den Wagen reparieren muss.« Hilde ergänzt, dass ihre Wut gar nicht zu ihrem geschwisterlichen Verhältnis passt. Das ist eigentlich immer »lieb und nett«.

Ich denke an den vitalen Bruder, aber auch die beweglichen und lebendigen Seiten von Hilde. Wo sind diese geblieben? Deswegen sage ich ihr, während sie fortfährt, diesen und andere Träume als banal und blödsinnig zu bezeichnen, dass der Traum sehr interessant sei. Sie antwortet, dass sie sich mit ihrem Bruder immer sehr gut verstanden habe: »Er war mein Vorbild und ich war seine Lieblingsschwester. Die beiden kleinen Schwestern spielten keine Rolle für uns. Mein Bruder hatte großen Einfluss auf mich und hat mir die Wege gewiesen.« Ich: »Vielleicht hat er Ihnen aber auch zu viel abgenommen und Sie mit seiner Aktivität manchmal überrollt?« Hilde: »Eigentlich nicht … Na ja, er kann sehr verletzend, ja, aggressiv sein. Er hatte zum Beispiel keine Hemmungen, meinen Schwestern offen ins Gesicht zu sagen, dass sie ›richtig blöd‹ aussehen.« Oft denke er nur an seine Interessen, vielleicht könnte man ihn als egoistisch bezeichnen. Es war immer ganz klar, dass das einzige Fahrrad der Kinder ihm gehört. Andererseits wurde er auch geschlagen, weil er oft frech und eigensinnig war: »Ich selbst wurde nur einmal von meinem Vater geschlagen, weil ich gelogen hatte. Ich hatte verheimlicht, dass ich, statt Hausaufgaben zu machen, mit einer Freundin in der Gegend rumgestreunt bin.«

Hilde lässt im Verlauf der Behandlungsstunde diese Themen wieder fallen und beschäftigt sich mit Alltäglichkeiten. Ich habe das Bild, dass sie erneut von ihrer Bühne verschwindet und sich hinter Requisiten versteckt. Ich sage ihr: »Vielleicht fühlen Sie sich sicherer, wenn Sie sich auch hinter Ihrem Bruder verstecken.« Hilde: »Dabei ist mein Mann in der letzten Zeit viel zugewandter, weil ich etwas mehr von dem rauslasse, was ich denke.« Ich: »Und dennoch ist die Tendenz spürbar, sich von der Bühne Ihres Lebens zurückzuziehen.« Hilde: »Ich spreche häufig mit Freundinnen, die ihre Probleme auf misshandelnde Väter zurückführen.« Ich: »Und Ihr Vater?« Hilde: »Der war sehr liebevoll ... hm ... aber auch unheimlich autoritär.« Ich: »Unheimlich?« Mir tritt unvermittelt eine dunkle und befremdliche Seite des Vaters vor Augen. Hilde: »Ja, seltsam; ich habe immer die strahlende Seite vor Augen, zum Beispiel, wie ich im Auto auf seinem Schoß saß und es mir nicht schnell genug gehen konnte. Ich war auf Vater und sein Auto unglaublich stolz. Als das Auto verkauft wurde, habe ich geweint. Aus dem Krieg hat er mir heimlich Fotos gezeigt und ich durfte auch seine Schirmmütze und den Gürtel tragen. Seltsam, warum ich das immer so schön fand.« An dieser Stelle beginnt Hilde, sich mit dunklen Seiten der Vergangenheit ihres Vaters auseinanderzusetzen. Er war zwar kein Nazi, aber sicher ein Mitläufer: »Wir haben wohl alle Licht- und Schattenseiten.« Nach dieser sehr allgemeinen Äußerung wird sie aber nachdenklich und konfrontiert sich erstmals in ihrem Leben mit der Verwicklung ihres Vaters in den Nationalsozialismus. Mir fällt auf, dass sie während der Erforschung dieser Vergangenheit nicht etwa beschwert, sondern eher befreit wirkt. Zögernd setzt sie sich jedoch mit den weniger bewundernswerten Seiten ihres Vaters auseinander: »Vielleicht machen wir Frauen die Männer so glänzend, weil wir ihre Schwächen nicht ertragen können.« Während ihres Nachdenkens über die dunklen Seiten ihres Vaters gerät ihre Mutter in das Blickfeld.

»Meine Mutter hat zu Hause alles geregelt. Sie war zwar lieb, aber sehr ernst. Sie konnte nicht mit uns Kindern spielen.« Die Kinder überforderten sie oft, weswegen sie als Tochter immer versucht habe, keine Probleme zu bereiten. Einmal ist Hilde als beste Schülerin erwähnt worden. Ihre Mutter war stolz, mahnte aber sofort, dass man nur nicht übermütig werden solle. Sie selbst findet aber auch, dass ihre Leistungen nicht viel wert sind. Daraufhin frage ich Hilde, warum Sie ihr Licht so unter den

Scheffel stellt. Sie antwortet: »Ich bin ja selbst erstaunt, wie gut ich mit vielem zurechtkomme. Mit fällt in letzter Zeit auf, dass die Freundinnen mir zuhören. Ich weiß nicht, warum, ich erzähle doch nur belangloses Zeug.« Mir fällt an dieser Stelle auf, dass Hilde heute schöner aussieht. Sie ist weniger stark geschminkt, ihre Haare weniger stark gesprayt, sie wirkt nicht mehr so aus dem Ei gepellt. Sie wirkt jetzt erstmals so, als könnte man sie auch anfassen. Auf meine erneute Nachfrage, warum sie sich so entwertet, antwortet sie: »Vielleicht habe ich seit der Kindheit Angst, hervorzutreten und mich ungeschminkt zu zeigen, um keine Risiken einzugehen.« Ich: »Der Preis für die Sicherheit ist aber ziemlich hoch, wenn Sie Ihre Wünsche und Fähigkeiten verstecken.« Hilde: »Das haben Sie schon einmal angedeutet. Vielleicht ist da etwas dran. Mein Bruder, das ist so ein Power-Typ …« Ich: »Aber irgendwie ärgert es Sie doch, wenn Sie Ihren eigenen Wagen – vielleicht ein Bild für Ihre Beweglichkeit und Vitalität – an andere abtreten.« Hilde: »Die machen aber auch die Bruchlandung …« Ich: »Und Sie müssen den Wagen dann reparieren.« Hilde, mit einem ironischen Lächeln: »Das ist halt die Rollenverteilung.«

Nach 25 Sitzungen geht es Hilde deutlich besser. Sie ist zuversichtlich und ersetzt Arztbesuche durch sportliche und kulturelle Aktivitäten. Ich schlage ihr vor, die Therapie zu verlängern, um tiefere Konflikte zu beleuchten. Ich denke dabei an ihre weiter bestehende Tendenz, sich unterwürfig zu verhalten. So bleibt sie ihrer Mutter treu, wenn sie sich mit ihrem »dienenden Lebensweg« identifiziert. Dadurch kann sie auch ein idealisiertes Vaterbild aufrechterhalten, dessen Brüchigkeit sie eigentlich spürt und fürchtet. Eine Angst, sich ihrer Vergangenheit und Zukunft ungeschminkt zu stellen, ist deutlich spürbar. Hinter ihrer höflichen Freundlichkeit spüre ich auch in den letzten Sitzungen eine große Wut. Sie bedenkt ihren Mann mit »beißendem Spott«, ohne einen offenen Konflikt zu riskieren. Aber auch ich fühle mich entwertet, als sie mein Angebot, länger psychotherapeutisch zu arbeiten, ablehnt: »Mit geht's doch gut, vielen Dank.«

Zwei Jahre später ist Hilde zu einem Nachgespräch bereit. Hier überrascht sie mich mit der Mitteilung, dass sie recht zufrieden sei. Sie könne sich selbst besser spüren und annehmen als vor der Behandlung. »Ich hab' ne Menge gemacht«: Die therapeutischen Gespräche hat sie als Anregung betrachtet, sich genauer anzuschauen, woher sie kommt und wohin sie geht. »Ich betreibe etwas Vergangenheitsbewältigung«, wobei sie mir nicht verrät, woran sie dabei denkt. Es freut mich zu sehen, dass sie sich um ihren Körper kümmert und ihre orthopädischen Probleme neben den konventionellen Verfahren durch Tai-Chi und regelmäßiges Schwimmen behandelt. Ihre Ehe sei respektvoller geworden, und sie hat eine Frauengruppe gefunden, in der sie zweimal in der Woche Sport treibt: »Da kann man sich auch aussprechen.«

Nach meiner kurzen Darstellung des ABCDE-Modells bewertet Hilde die einzelnen Dimensionen folgendermaßen: »Die Gespräche haben mich bestärkt und mir mehr Selbstvertrauen gegeben.« Die allgemeine Bedeutung der therapeutischen Beziehung (a) bewertet sie mit acht. »Sie haben mir Anregungen gegeben, wie ich mein Verhalten modifizieren kann.« Die Bedeutung dieses Aspekts der Behandlung (b) schätzt sie mit sechs ein. »Ich konnte einige negative Einstellungen korrigieren.« Diese Dimension (c) erhält eine vier. »Die lebensgeschichtlichen Hintergründe meiner Probleme zu besprechen, erschien mir zunächst überflüssig. Dann habe ich aber gesehen, wie stark mein Denken und Fühlen davon beeinträchtigt ist. Heute tut es mir gut, wenn ich über mögliche Ursachen meiner Konflikte nachdenke.« Insofern schätzt sie die psychodynamische Dimension (d) mit sieben ein. »Insgesamt bin ich aktiver geworden und kümmere mich mehr um meine Freundschaften. Auch meine Ehe ist entspannter geworden. Ich sehe manches spielerischer und oft denke ich an Ihre Bühnenbilder zurück. Dann bekomme ich etwas mehr Abstand, kann Wichtiges von Unwichtigem besser trennen und habe ein besseres Gespür für mich selbst.« Letztlich bewertet Hilde die existenzielle Dimension (e), die Annahme des Lebens als Gestaltungsaufgabe, mit acht.

Narzisstische Persönlichkeitskonflikte

Ein Jurist sieht nur sich selbst und verzweifelt

»Meine Mutter und ich: Ein wunderbares Paar«

Johann, ein junger Jurist, ist »total verzweifelt« und zu keiner zielgerichteten Aktivität mehr in der Lage. Wegen seiner Schlafstörungen, Appetitlosigkeit und Gewichtsabnahme sucht er seinen Hausarzt auf, der ihn zu mir überweist. Seine Beschwerden begannen nach dem Abschluss seines Zusatzstudiums in England. Es ist ihm wichtig zu betonen, dass er an einer »Eliteuniversität« studiert hat und der beste Absolvent seines Jahrgangs war. Es wurde ihm in England eine attraktive Forschungsstelle angeboten, doch wollte er lieber in Deutschland arbeiten. Vor seiner Rückreise wurde er zunehmend unsicher und begann, ständig zu grübeln, ob und wo er beruflich einsteigen solle. Dann kam ihm die Idee, doch lieber noch Musik zu studieren. Während seiner Schulzeit hatte er Cello gespielt, weil man als Musiker »besser glänzen« könne.

Seit Wochen »geht aber fast gar nichts«. Er kann sich über nichts mehr freuen, fühlt sich kraftlos, kann nicht mehr richtig schlafen und sieht eigentlich keine Zukunftsperspektiven mehr. Am schlimmsten sind die Grübeleien: »Ich drehe mich nur noch im Kreis.« Es scheint sich um eine mittelschwere depressive Episode zu handeln. Dementsprechend biete ich Johann psychotherapeutische Gespräche an und empfehle aufgrund seiner quälenden Verstimmung und Antriebsstörung ein Antidepressivum. Erst im späteren Behandlungsverlauf wird mir deutlich, dass seine narzisstischen Konflikte erheblich sind.

Johann signalisiert schon in den ersten Stunden, dass er sich akzeptiert, unterstützt und gut aufgehoben fühlt. Es ist spürbar, dass ihm mein Interesse an seinen Themen guttut. Seine Scham, einen »Psycho« aufsuchen zu müssen, tritt bald in den Hintergrund. Anfänglich erscheint es ihm banal, dass ich ihm verschiedene Vorschläge machte, wie er seinen Alltag besser strukturieren kann. Wir planen geregelte Essenszeiten, sportliche Aktivitäten, Entspannungstechniken. Ich versuche auch, seine Freude an der Musik wieder anzufachen. Besonders wichtig erscheint ihm mein Rat, nachts nicht fernzusehen oder im Internet zu surfen: »Ich habe vergessen, dass mich das eigentlich schon immer von mir entfremdet hat.« Mittels sokratischer Gesprächstechniken versuche ich, irrationale Überzeugungen und depressive Selbstvorwürfe zu korrigieren. Dies ist jedoch von geringem Erfolg. Er ist überzeugt, gescheitert zu sein und »diese Scharte (seine psychische Krise) niemals wieder auswetzen zu können.«

Nach fünf Sitzungen fühlt sich Johann »elend wie am Anfang, doch paradoxerweise etwas hoffnungsvoller«. Vielleicht bringt »das hier doch etwas«. Beim Musizieren und Joggen komme er etwas besser zu sich. Dementsprechend bestärke ich ihn in diesen Aktivitäten und gebe ihm auch Hausaufgaben, um seinen Alltag zu rhythmisieren. Bald tritt in unseren Gesprächen eine andere Thematik in den Vordergrund. Johann berichtet von seinen Sehnsüchten, ein großer Musiker zu werden. Er hört sich immer wieder CDs von Pablo Casals an und spricht von Ideen, so beliebt und berühmt wie Casals werden zu können: »Alles, nur nicht wie mein Vater werden: die ganze Woche arbeiten und am Wochenende Fußball.« Er spielt seinem Vater gerne vor, obwohl er spürt, dass dieser von dem »Gekratze auf dem Cello« genervt ist: »Aber meine Mutter bewundert mich.«

Die Mutter begleitete ihn von Kindheit an bis zu seinem Abitur zu allen Musikstunden und Vorspielen. Im Gymnasium wurde er deswegen gehänselt und gegen Ende der Schulzeit schlug ihm eine tiefe Abneigung, ja Feindschaft seiner Mitschüler*innen entgegen. Obwohl er trotz seines 1,0-Abiturs und seiner Preise nach seinem Gefühl nie arrogant war, schlossen ihn seine Mitschüler*innen aus und dachten sich Intrigen gegen ihn aus. An der englischen Universität widerfuhr ihm Ähnliches. Er war seiner Meinung nach immer hilfsbereit und machte seinen Kommiliton*innen Komplimente und Geschenke. »Trotzdem fanden mich alle arrogant und vermieden den Kontakt mit mir.«

Im Rahmen seiner Suche nach Gründen für seine Außenseiterposition fallen Johann seine »homosexuellen Attitüden« ein. Einem Kommilitonen ist er einmal auch körperlich etwas nähergekommen. Der hat sich dann abrupt zurückgezogen, »ich habe keine Ahnung, warum«. Er fühlt sich immer noch beschämt, dass er sich ihm so genähert hat und der

Freund hinter seinem Rücken dann »blöde Sachen« erzählt hat. Meine therapeutische Haltung ist bei der Besprechung dieser Themen weiterhin entlastend. Ich sage Johann zum Beispiel, dass Begabte oft Neid auf sich ziehen oder dass ein emotional offenes Verhalten von Männern in homophoben Kulturen häufig angefeindet wird. Überhaupt scheint ihn die unverkrampfte Besprechung solcher Themen zu entlasten. Dabei bleibe ich sehr vorsichtig und achte darauf, ihn auf keinen Fall zu verletzen. Er wirkt in seiner Ausstrahlung sehr zerbrechlich und seine depressive Symptomatik bessert sich auch unter der medikamentösen Behandlung nur langsam. Ich mache mir oft Sorgen und bin mir nicht sicher, ob er trotz gegenteiliger Versicherungen sich nicht doch das Leben nehmen könnte.

Diese Befürchtungen werden durch den Behandlungsverlauf allmählich zerstreut. Johann wird zunehmend sicherer und hoffnungsvoller, seine Symptomatik bessert sich nach drei Monaten deutlich. Er ist einerseits aktiver, andererseits ruhiger geworden und beginnt, sich auf geeignete Stellen zu bewerben. Es scheint, als würden ihm unsere Gespräche mehr Selbstvertrauen und Handlungsorientierung vermitteln. Nach 15 Sitzungen berichtet er, dass er nach dem Abitur eine ähnliche Krise durchlitten habe. Er ist damals von einem Nervenarzt mit ähnlichen Antidepressiva und therapeutischen Gesprächen behandelt worden. Bei mir fühle er sich aber besser aufgehoben: »Sie haben ja als Spezialist für junge Akademiker einen besonderen Namen.« Ich fühle mich zunächst geschmeichelt, komme jedoch auf die Idee, dass sich Johann eine narzisstische Spiegelwelt erschafft.

Mir fällt auf, wie gereizt er reagiert, wenn ich anderer Meinung bin und ihn nicht kritiklos bestätige. Sobald ich nicht als perfektes Spiegelbild funktioniere, werde ich zu einem böswilligen Verfolger. Dann werde ich eingereiht in die Phalanx von Lehrer*innen, Trainer*innen und Professor*innen, die seine Talente nicht erkannten und ihm etwas Böses wollten. So zeigt er sich zwar dankbar, dass ich ihn zur Therapie angenommen habe, aber es stimmt ihn »schon sehr skeptisch«, dass wir nach drei Monaten Behandlung noch nicht alle Probleme gelöst haben. Seine ganze Krise ist für ihn »ein schwarzes Loch« in seiner Laufbahn, das er nie wieder gutmachen kann.

Er fragt sich auch, ob ich ihn vielleicht subtil zu den Bewerbungen im Sinne einer Beschäftigungstherapie gedrängt habe. Eigentlich wolle er nicht »wie alle anderen« in der Arbeit untergehen: »Ich bin doch zu etwas anderem geboren.« Ich spüre, dass mich die Arroganz des Patienten zunehmend ärgert und ich mich entwertet fühle. Ich reagiere entsprechend gereizt, indem ich dem Patienten mehr oder weniger unverblümt erkläre, dass auch ihm die Mühen des Alltags nicht erspart bleiben. Er habe es bislang kraft seiner Begabungen immer leicht gehabt und es könnte sein, dass auch er lernen müsse, mit Unvollkommenheiten umzugehen und daran zu wachsen. Im Sinne der kognitiven Therapien glaube ich mich im Recht, unrealistische Überzeugungen – zum Beispiel »Erfolg ohne Arbeit« – zu korrigieren. Dennoch gibt mir mein Ärger zu denken. Es klingt jetzt ein Aspekt der therapeutischen Beziehung an, den man Übertragung bzw. Gegenübertragung nennt. Darunter versteht man ein Geschehen, indem der Patient unbewusst Konflikte aus seiner Lebenswelt in der Therapie inszeniert und auf den Therapeuten »überträgt«. Dieser reagiert wiederum unbewusst in seiner Gegenübertragung auf die Konflikte des Patienten.

In dieser Phase der Behandlung erzählt Johann häufig von seinen musikalischen Karriereträumen, sieht sich immer wieder Videos von großen Musiker*innen an und schwärmt von einer künstlerischen Laufbahn. Er übt zwar nur zweimal in der Woche eine halbe Stunde, dennoch glaubt er, einmal wie Pablo Casals spielen zu können. Ich fühle mich weiterhin auf eine schwer fassbare Weise verärgert, bis mir klar wird, dass es sich um eine narzisstische Übertragung bzw. Gegenübertragung handelt: Hinter einer Fassade von gegenseitiger Bestätigung spüre ich nun deutlicher, wie intensiv wirksam Johanns Fantasien von der eigenen Großartigkeit sind, die mit seiner Verachtung anderer Menschen korrespondieren. Sie gehen einher mit einem Mangel an Einfühlungsvermögen und extremer Überempfindlichkeit gegen Kritik. Ich hatte zunächst nur das brüchige Selbstwertgefühl des Patienten gesehen und ihn dementsprechend positiv verstärkt und geschützt.

Die therapeutische Beziehung war von Anfang an akzeptierend, bestätigend und unterstützend. Möglicherweise hat dies Johann, besonders wegen seiner narzisstischen Verletzbarkeit, Vertrauen und Sicherheit vermittelt. Neben den unspezifisch gesprächstherapeutischen, ressourcenorientierten und kognitiv verhaltensorientierten Strategien hat möglicherweise aber auch eine Art von narzisstischer Allianz zur Besserung beigetragen. Jetzt – nach 25 Stunden – ist die depressive Symptomatik deutlich gebessert, aber die Konflikte mit seiner eigenen Persönlichkeit werden in ihrer Tragweite deutlicher. Die zumeist unbewusste Einstimmung auf die Größenideen des Patienten hat einerseits zu einer Besserung geführt und stellt andererseits jetzt das entscheidende Hindernis für die weitere Behandlung dar.

Psychoanalytische Aspekte treten in den Vordergrund. Johann spielt mir Gefühle und Gedanken zu, die ich erst in mir durcharbeiten muss, um sie zu verstehen. Es wird mir zum Beispiel deutlich, dass seine narzisstische Selbststilisierung ihn vor mangelnder Anerkennung schützen soll. Dabei gerät er aber in einen Teufelskreis, weil die Selbstidealisierung mit der Entwertung seiner Mitmenschen einhergeht. Diese reagieren natürlich mit Ablehnung, was sein eigenes Misstrauen und seine Isolation wiederum verstärkt. Ich frage ihn, ob er sich nicht aus Enttäuschung über mangelnde Anerkennung durch subtile Arroganz rächt. Diese Intervention macht ihn nachdenklich und ihm fällt sein Vater ein. Der brächte ja einiges zustande und sei als Physiker sehr anerkannt: »Vielleicht ist meine Verachtung nur oberflächlich und ich beneide ihn. Aber wenn man aus Neid die anderen verachtet, ziehen diese sich zurück. Man wird einsam.« Ich ergänze, dass es verständlich sei, zum Selbstschutz Fantasien der eigenen Großartigkeit zu entwickeln. Allerdings sei auch der Preis für diesen Selbstschutz hoch, man wird immer misstrauischer und einsamer.

Als wesentliches Element der Behandlung erscheint mir nun, dass ich Johanns Fantasien über die Natur unserer Beziehung genauer nachgehe. Gleichzeitig versuche ich meine eigenen Reaktionen auf seine Beziehungsgestaltung zu verstehen. Zunächst habe ich seine narzisstische Idealisierung unbewusst angenommen. Ich war mit ihm identifiziert, konnte mich einfühlen und ihn positiv spiegeln. Dann wurde mir bewusst, dass zur Bearbeitung seiner narzisstischen Konflikte auch die Wahrnehmung und Reflexion der Gefühle wichtiger Bezugspersonen gehören. Dies machte mir meinen eigenen Ärger verständlich, der mich in den Stunden häufig unvermittelt überfiel. Erst durch die Analyse meiner eigenen Gefühle wurde mir deutlich, wie kaltschnäuzig und verächtlich der Patient mit seinen Mitmenschen umgeht. Ich konnte daraufhin die feindlichen Reaktionen seiner Mitmenschen besser verstehen. Da ich aber gleichzeitig die zerbrechliche und Bindung suchende Seite Johanns wahrnehmen konnte, war ich gegen eine gereizte Reaktion, vielleicht als konfrontierende therapeutische Technik verkleidet, die die therapeutische Beziehung gefährdet hätte, gefeit.

In der psychodynamischen Phase der Behandlung verändert sich die therapeutische Beziehung spürbar. Strukturierende, das Verhalten modifizierende und kognitive Interventionen treten in den Hintergrund. Meine aktiv unterstützende, bestätigende und Problem lösende Haltung verändert sich zugunsten der Konzentration auf seine innerpsychischen Konflikte. Unterstützt von dieser unbewusste Konflikte aufnehmenden und psychisch gestaltenden Haltung, geht Johann jetzt seinen Gefühlen und

Fantasien gegenüber seiner Mutter nach. Diese war bislang nur als aktive, alles regelnde, immer anwesende und verfügbare Person in Erscheinung getreten. Jetzt beginnt der Patient, sich mit seinem innerpsychischen Bild von seiner Mutter zu beschäftigen. Ich habe den Eindruck, dass er bislang so wenig von ihr getrennt war, dass er sie kaum wahrnehmen konnte.

Er berichtet, dass er sich seiner Mutter sehr nah fühle und noch heute – wie während seiner Kinderzeit – die Idee hat, sich bei deren Tod sofort das Leben nehmen zu müssen: »Eigentlich ist meine Mutter der einzige Mensch, der mich kennt und liebt.« Während der Patient mir dies erzählt, erlebe ich in der Gegenübertragung ein eigentümliches Frösteln. Die therapeutische Beziehung ist jetzt in einem tieferen Sinn empathisch: Ich erlebe Gefühle, die der Patient ähnlich erlebt, aber auch Gefühle, die relevante Personen im Kontakt mit ihm erleben, und Gefühle, die er vielleicht erleben könnte, wenn er sie nicht verdrängen müsste.

In den nächsten Stunden bearbeiten wir die Beziehung zu seiner Mutter. Es ist einerseits faszinierend, wie ideal und glänzend diese Beziehung ist. Andererseits kann er sich vorstellen, dass der Vater sich sehr ausgeschlossen und entwertet gefühlt hat und mit Desinteresse und Flucht in Arbeit, Fernsehen und Alkohol reagierte. Plastisch tritt mir auch der Neid und Ärger der Schulkamerad*innen vor Augen, die mit ihrem begabten Mitschüler in Anwesenheit seiner Mutter konfrontiert waren. Langsam treten auch Johanns destruktive Aspekte der glänzenden Symbiose mit seiner Mutter vor Augen. Er erlebt, dass dieser enge Kontakt ihn auch schwächt und seine Beziehungsmöglichkeiten einschränkt. Ihm fällt seine erste Freundin ein, die ihn nicht erreichen konnte. Sie trennte sich von ihm, weil er ihr ständig das Gefühl vermittelte, unter seinem Niveau zu sein. Seine Mutter war über die Trennung hoch erfreut, weil sie sich »was Besseres« für ihn wünschte. Es entspricht wohl der Realität, dass seine Mutter eigentlich immer noch »die einzige Frau« in seinem Leben ist.

Johann entwickelt die Fantasie einer glanzvoll-anmutigen Mutter-Kind-Beziehung, die ihm so schön wie ein Renaissance-Gemälde erscheint. Mit entwaffnender Offenheit gesteht er, dass die Betrachtung von Kindheitsfotos und in den Spiegel zu schauen jahrelang seine Lieblingsbeschäftigungen waren. Gleichzeitig erinnert er sich jedoch an Impulse, bei irgendwelchen Kränkungen einfach aus dem Fenster zu springen. Dass dies für seine Mutter – und natürlich auch für seinen Vater – eine schreckliche Tragödie gewesen wäre, kommt ihm zunächst nicht in den Sinn. Erst durch längere

Bearbeitung seiner Biografie und wichtiger Lebensereignisse beginnt er seine Mutter als eigenständiges Wesen wahrzunehmen. Er beginnt zu zweifeln, ob es gut war, als Mutters »Ein und Alles«, alles so überstrahlt zu haben. Es erschreckt ihn, dass er die negativen Seiten dieser Idealisierung so ausblenden konnte.

Johann beginnt zu verstehen, warum er mit seiner Mutter ein so »ideales Paar« bildete. Sie kam aus sehr prekären Verhältnissen. Über den Gefängnisaufenthalt ihres Vaters durfte nie gesprochen werden. Die Armut im Elternhaus schien sehr bitter und entwürdigend gewesen zu sein. Es gab nicht genügend Nahrung, die Kleidung war schäbig und Johanns Mutter wurde deswegen in der Schule gehänselt und ausgeschlossen. Durch ihre Ehe rettete sie sich aus der Misere. Sie fühlte aber einen dauerhaften Makel und suchte diesen zunächst durch die perfekte Erziehung ihrer Tochter zu bewältigen. Diese erwies sich aber bald als nicht zu vereinnahmen und widerständig, sodass er zum Aushängeschild der Familie wurde. Alles musste perfekt sein: seine Kleidung, die schulischen Leistungen, die Musik und sein Benehmen. Er war stolz, wenn Mutter stolz auf ihn war und sie war stolz, wenn er glänzte. Außerfamiliäre Kontakte wurden misstrauisch beäugt und Freunde wurden sofort verdächtigt, ihn vom rechten Weg abzubringen. Noch heute ist für ihn jeder neue Bekannte ein potenzieller Feind, der mit Vorsicht zu genießen ist.

Die therapeutische Beziehung ist während dieser Phase, in der Johann lebensgeschichtliche Erfahrungen und die dazugehörigen Gefühle aktualisiert, sehr vielschichtig. Patient und Therapeut spielen in wechselnder Verteilung sehr verschiedene Rollen durch: Kind, Mutter, Vater, Freundin und Freund, aber auch Rivale und Feind. In diesem Theater der Seele sind sie einerseits spielerisch Handelnde. Andererseits sind sie kritische Beobachter und versuchen hier und da, wie Autoren und Regisseure, dem Spiel eine neue Wendung zu geben.

In der Beendigungsphase beschäftigt sich Johann mit seinen beruflichen Perspektiven. Daneben geht es um seine Beziehungs-Wünsche. Er wirkt recht stabil und zuversichtlich. Mir selbst erscheint aber vieles ungeklärt. Aufgrund der mit seiner Anstellung verbundenen räumlichen Trennung kann die Behandlung nicht weitergeführt werden. Ich bleibe mit dem Patienten eine Zeit lang telefonisch in Verbindung, bis sich seine Ängste vor dem beruflichen Neueinstieg gelegt haben. Er findet auch schnell neue, wie er sagt, oberflächliche Freund*innen: »Aber das ist auch besser so, da bleibt man klar und unabhängig.« Ich selbst mache mir Sorgen um den Patienten und befürchte, dass er bei der nächsten Niederlage wieder dekompensieren könnte. Deswegen und weil die Kurztherapie nur die aktuelle Krise, nicht aber die Persönlichkeitsprobleme lösen konnte, empfehle ich ihm eine weitere Behandlung an seinem neuen Arbeitsort.

In dem drei Jahre nach Abschluss geführten Nachgespräch zeigt sich Johann im Vergleich zu meinen anderen Patient*innen relativ kühl. Er möchte an seine Krise am liebsten nicht mehr denken. Allerdings sei er für die damalige Hilfe immer noch dankbar. Gefragt, was ihm geholfen haben könnte, fasst er Folgendes zusammen: Die regelmäßigen Termine, gegen die er sich zunächst wehrte, und meine Gelassenheit hätten ihm Sicherheit gegeben. Angesichts seiner Verzweiflung verliehen ihm die Gespräche so etwas wie Hoffnung. Er bewertet die Bedeutung der therapeutischen Beziehung (a) mit sechs. Wahrscheinlich stabilisierten ihn auch die Verhaltensratschläge (b) und er konnte vieles aus anderen Perspektiven betrachten (c). Diese Dimensionen bewertet er beide mit fünf. Die Beschäftigung mit seiner Vergangenheit fand er anfangs »ziemlich schräg«. Im Nachhinein erscheint ihm dies jedoch sehr wichtig und er achtet mehr auf seine Gefühle, »seltsame Fantasien« und Träume. Mittlerweile hilft ihm dies, sich selbst und andere besser zu verstehen. Insofern vergibt er für die psychodynamische Dimension (d) eine Sieben. Es gelingt ihm durch die Beachtung seiner emotionalen Konflikte, ärgerliche Gefühle angemessener zu äußern, insbesondere, wenn er sich gekränkt und missachtet fühlt. Vielleicht kann er auch die Launen seiner Lebensgefährtin dadurch besser ertragen: »Ich habe ja auch meine Ecken und Kanten kennengelernt.« Seine damalige Krise und die Behandlung hätten ihm die Augen geöffnet, dass nicht alles so »spiegelglatt« laufen kann. Dies hilft ihm auch, beruflich mit Krisen und Unvollkommenheiten toleranter umzugehen: »Und nebenbei, wer weiß, ob ich ohne die Therapie noch am Leben wäre.« Die existenzielle Dimension (e) der Psychotherapie beschreibt er mit seinen Worten folgendermaßen: »Eine Gelegenheit, sich unmaskiert sich selbst und seinen Beziehungen zu stellen. Ohne Resonanz geht das nicht.« Er bewertet diese Dimension mit zehn.

Histrionische Persönlichkeitszüge

Ein Student sucht nach ständiger Erregung

»Alles muss glitzern und glänzen.«

Den Medizinstudenten Christian führt ein unbestimmtes Gefühl von Leere und Verzweiflung in die Behandlung. Er empfindet sein Leben als sinnlos, obwohl er im Studium einigermaßen erfolgreich ist. Manchmal denkt er sich, dass es doch »chic« wäre, sich das Leben zu nehmen: »Ich bin vollkommen allein.« Zwar findet er leicht Kontakt, aber nach kurzer Zeit wird alles schal und langweilig: »Wenn ich eine tolle Frau sehe, bin ich immer ganz hin und weg.« Nach den ersten Gesprächen verschwindet der Glanz: »Mein eigenes Gerede kommt mir doof vor.« Er hat oft das Gefühl, auf einer Bühne zu spielen und gar nicht richtig da zu sein. Er weiß nicht, ob er seine Gefühle nur übertreibt und ein Drama aus allem macht oder unter wirklichen Problemen leidet. Auch seine Selbstmordgedanken empfindet er als unecht, »ich weiß nicht, wie nah ich dran bin.«

Christian schildert in den ersten Behandlungssitzungen sein Leben in bunten Farben. Es lässt sich leicht eine vertrauensvolle Beziehung etablieren und er scheint die Gespräche als wohltuend zu empfinden. Daneben fühlt er sich offensichtlich akzeptiert und anerkannt: »Mein Selbstwertgefühl kommt wieder …« In der dritten Stunde erzählt er folgenden Traum: »Ich liege auf einer Wiese und alles um mich herum ist leicht lila gefärbt. Der Himmel ist purpurfarben, vampirartige weibliche Wesen mit sehr erotischen Körpern kommen mir nah, es ist alles sehr schön. Ich habe das Gefühl der Schwerelosigkeit.« Nach dieser Schilderung erzählt er von einer Freundin, mit der er eigentlich nicht zusammen sei. Man hat zwar Sex miteinander, aber eine verbindliche Beziehung wollen beide nicht eingehen. Besonders seine Freundin will unbedingt frei sein, und er bewundert ihre Selbständigkeit. Sie hat häufige Affären und erzählt ihm davon detailliert. Dies erregt ihn einerseits, andererseits fühlt er sich unwohl, manchmal auch angeekelt: »Sie ist ein Buch, das schon von vielen beschrieben ist. Ich selbst kann nur Anmerkungen anbringen.«

Nach meiner Frage, ob er sich nur zufällig eine sexuelle Partnerin gesucht habe, die sich nicht an ihn binden wolle, kommt ihm folgendes Bild: »Ich bin wie eine kleine Pflanze, die sich angesichts der hohen großen Baumstämme mit großen Baumkronen nicht entwickeln kann.« Ich sage ihm, dass er vielleicht Angst vor seiner Vitalität und Macht bekäme, wenn er sich selbst als großen Baum mit schöner Krone präsentieren würde.

Christian fällt daraufhin sein Vater ein: Dessen Aggressivität und Impulsivität versetzte ihn oft in Angst. Auch seine Mutter litt unter Vaters Wutausbrüchen, manchmal kam es auch zu Tätlichkeiten. Andererseits ging sie mit ihm nach solchen Auseinandersetzungen ins Bett. »Eklig, oft habe ich Mutter gefragt, warum sie sich nicht scheiden lässt.« Irgendwann weihte sie ihn ein, dass der Vater in der Sexualität eher passiv ist und sich gerne überwältigen lässt. Auch er selbst sucht in der Sexualität die Abgründe. Seit langem ziehen ihn pornografische Filme an. Er hat zwar eine große Angst, durch Pornografie »irgendwie versaut« zu werden, doch faszinieren ihn die Genitalien kopulierender Paare. Paradoxerweise findet er darin etwas absolut Reines und Klares. Weil er sich in Pornos mit Frauen identifiziert, die »genommen werden«, denkt er manchmal, schwul zu sein.

Eine Behandlungsstunde soll eingehender geschildert werden: Christian erzählt zu Beginn von schicken Bars, wo man sich wie in einem Spiegelkabinett umkreist. Er hat eine junge Frau kennengelernt, in die er sich verlieben könnte, verspürt jedoch eine »seltsame Angst«. Während er an sie denkt, fällt ihm oft eine pornografische Szene ein: Zwei Männer haben gleichzeitig einen Orgasmus, während sie oral und vaginal mit einer Frau verkehren. Christian tritt ein weiteres Bild vor Augen: Er sieht eine Frau, die während des Sex mit ihm alt wird: »Sie wird welk und muss sterben, wie eine Rose, die von einem Wurm angefressen wird.« Bei mir stellt sich ein gegensätzliches Bild ein: »Eine Frau wird durch ihren Liebhaber wie eine Rose zum Erblühen gebracht.« Ich teile dieses Bild Christian mit und er sagt, dass er sich dies schon auch vorstellen könne, aber sein Gefühl sei anders.

Er erinnert sich an folgenden Traum: »Meine Großmutter ist gestorben, ich bin an ihrem Sterbebett. Ich bin zwar traurig, aber ihr Tod ist eigentlich nicht so beklemmend, wie ich immer dachte.« Christian findet diesen Traum sehr verwunderlich, weil seine Großmutter noch sehr rüstig ist. Allerdings hat sie ihm erzählt, dass sie nach ihrer eigenen Mutter eine unsägliche Sehnsucht hat und deswegen auch bald sterben möchte. Christian wechselt das Thema und erzählt, dass es an Weihnachten zwischen den Eltern immer Krach gibt. Vater wirft Mutter deren Familie vor, die er »furchtbar« unordentlich findet. Ihre Schwester sei eine »Schlampe«. Ich sehe vor meinem inneren Auge, wie sich Christian mit seinem Vater von liederlichen Frauen angezogen und gleichzeitig bedroht fühlt. Deswegen frage ich ihn, ob er ähnliche Gefühle wie sein Vater habe und er deshalb zu Frauen lieber eine ästhetische Distanz halte möchte. Christian reagiert nachdenklich: »Vielleicht bin ich deswegen so einsam.«

Nach der Stunde träumt Christian: »Ich bin nach einer beruflichen Auseinandersetzung nach Hause gefahren und habe mich auf Mutters Schoß gesetzt, um Schutz zu finden.« Er könne eigentlich keine Auseinandersetzungen ertragen, er sei unglaublich empfindlich. Anderseits hat es Zeiten gegeben, in denen er Lust hatte, » jedem, der mir dumm kommt, auf die Schnauze zu hauen«. Ich deute ihm, dass es ihm möglicherweise deswegen so schwerfällt, Nähe zu Frauen und auch im Beruf zuzulassen, weil er auf kleine Kränkungen mit heftiger Wut reagiert. Er antwortet, dass er in seiner Pubertät ein ganz böser Bube war. Mit seinem Freund hatte er das Motto »Skate and Destroy« und hätte am liebsten alle »über den Haufen gefahren«: »Und irgendwann werde ich Beamter.«

Er fragt sich, wie sein Vater mit Wut und Ärger fertig wird. Ihm kommt die Idee, dass dessen »Rumwuseln im Garten« in jeder freien Minute eine Methode sei, mit seinen Impulsen fertig zu werden. Die Beziehung zur Natur sei ja einerseits sehr schön, aber er flieht damit auch vor Kontakten. Christian erzählt dann mit Genuss, wie er am Sonntagvormittag mit seiner Mutter lange am Frühstückstisch sitzt und sich angeregt über Literatur und bildende Kunst unterhält: »Vater läuft draußen geschäftig am Fenster vorbei, schwitzend und mit schmutzigen Händen. Ich winke ihm generös zu.« Ich selbst spüre in dieser Szene etwas Provokantes, das auch mir gilt. Dabei denke ich andererseits an Christians Sorgen, erwachsen zu sein, sich im Berufsleben festzulegen und seinen Mann zu stehen. So sage ich ihm, dass er vielleicht Angst habe, seinen eigenen Weg zu gehen und aus dem negativen Schatten seines Vaters, in dem er sich spiegelt, herauszutreten. Er antwortet: »Da lese ich Thomas Manns *Zauberberg* und renne auf die Straße, um jemandem eins in die Schnauze zu hauen.«

Vor meinem inneren Auge taucht die cool scheinende Beziehung zu seiner Freundin auf. Ist Christian hier nicht auch voll Wut, Ärger und

Enttäuschung und verbirgt dies hinter einer weltmännisch großzügigen Fassade? Während ich diesen Gedanken nachgehe, erzählt er Folgendes: »Ich hatte als Kind einen Stoffmaikäfer zum Spielen und warf diesen eines Tages, ich weiß nicht warum, in die Toilette und spülte ihn herunter. Anschließend bin ich sehr traurig gewesen. Der Maikäfer war einfach weg. Eine Tante kaufte mir einen gleichen Maikäfer. Eine Zeit lang glaubte ich, sie hätte ihn irgendwo weit entfernt gefunden.« Eigentlich hätten ihn Toiletten immer fasziniert. Den Stoffmaikäfer wollte er nicht loswerden. Vielleicht habe er damals schon als kleines Kind mit Trennung und Tod experimentiert.

Christian meint, »diese eigentümliche Traurigkeit beim Abschiednehmen« zu kennen, seit er denken könne. Sein Großvater ist in seinem vierten Lebensjahr zurzeit der Maikäfer-Episode gestorben. Er hat sich damals in eine Eigenwelt zurückgezogen. Erst mit 13 oder 14 Jahren wurde ihm beim Tod seiner Oma mütterlicherseits bewusst, wie schrecklich der Tod eigentlich ist. Ich sage ihm, dass er vielleicht mit seinem Maikäfer-Spiel eine Fähigkeit entwickelt hat, sich die Illusion zu erschaffen, Dinge verschwinden zu lassen und wieder hervorzuzaubern. Dies konnte ihm im vierten Lebensjahr gelingen, im 13./14. Lebensjahr war das nicht mehr möglich. Er antwortet: »Ja, beim Tod der Großmutter kam das Bewusstsein der Ohnmacht, dass man da doch nichts machen kann. Vielleicht beschäftige ich mich deswegen mit dem Tod, um eine ästhetische Distanz zu bekommen, damit meine Gefühle nicht so intensiv und leidvoll sind. Wenn man über den Tod spricht oder gar philosophiert, dann ist er doch ganz weit weg. Aber so im Dämmerlicht spüre ich das Organische in mir, dieses unheimliche Bewusstsein, dass man sterben wird.«

Auf dem Weg zur Behandlungsstunde geht er immer an einem alten schmiedeeisernen und mit Efeu bewachsenen Tor vorbei. Da hat er das Gefühl, dass die Zeit überdauert, dass es »etwas Überzeitliches« gibt. Das macht »meine Schmerzen etwas leichter«. Er erzählt folgenden Traum: »Ich war bei einer Freundin zum Geburtstag eingeladen. Es war ein ganz großes Haus. Ich bin zu spät gekommen. Überall ist buntes Treiben. Ich bin endlose Treppengänge hoch- und runtergegangen. Dann befinde ich mich in einer Sauna, alles vergnügt sich. Ich sehe, wie eine Freundin mit einem Bekannten Oralverkehr hat. Ich selbst fühle mich unpassend und nicht richtig zugehörig. Dann begegnen mir tausend Yogis und ich suche das Geburtstagskind. Wir küssen uns und ihr Lippenstift löst sich ab. Mir wird deutlich: Das ist gar keine richtige Liebe. Ich falle anschließend rückwärts die Treppen runter. Ich will nicht, dass die anderen mich so sehen und fühle mich sehr unwohl, dass die dabei sind. Ich wache auf mit einem Gefühl der Orientierungslosigkeit: Was mache ich hier überhaupt?«

Beim Hören der Traumerzählung tritt mir aus dem facettenreichen Bilderspiel, das mich etwas verwirrt, die Geburtsthematik in den Vordergrund. Christian selbst assoziiert wenig zu dem Traum, und ich habe das Gefühl, dass er eine Gegenleistung für diesen »brillanten Traum« erwartet. So teile ich ihm mein Vorstellungsbild einer Geburtsszenerie mit. Er antwortet überrascht, dass er sich gerade gestern vorgestellt habe, wie seine Geburt gewesen sei. Seine Mutter sagt, dass sie sich sehr darauf gefreut habe, aber er zweifelt daran. Er kommt auf die Idee, dass er mit schillernden erotischen Inszenierungen eine Wiederbelebung der frühen Beziehung zu einer als verwirrend schön erlebten Mutter sucht. Sie beherbergt alle Schätze und teilt sie nur mit ihm. Oft sehnt er sich tatsächlich nach einer mächtigen Frau, die »mich von allen Schmerzen und Unzulänglichkeiten erlöst«. Dabei fällt es ihm schwerer, sich vorzustellen, dass er die Hand einer Frau, der er näherkommen möchte, berührt, als an gewaltigem Gruppensex teilzunehmen. Ihm kommt seine Verletzlichkeit in den Sinn. Er beschäftigt sich damit, wie kostbar ihm sein Kinderzimmer im elterlichen Hause ist, wo alle Einzelheiten wie damals stehen bleiben müssen: »Man muss sich doch etwas von dieser Geborgenheit bewahren.«

Während dieser Arbeit bewältigt Christian sein medizinisches Staatsexamen mit sehr guten Ergebnissen und kann sich zunehmend vorstellen, wie sein Vater Internist zu werden. Die Entwertung des draußen im Garten arbeitenden Vaters scheint nicht mehr so groß zu sein. Er träumt: »Ich gehe in einen alten mittelalterlichen Turm, die Treppen sind aus altem Holz und es ist schön und heimelig, aber es riecht auch überall nach Verfall. Da ist jemand, der hat eine in Pergamentpapier eingepackte Droge. Ich weiß, wenn ich diese Droge nehme, werde ich sterben, aber sie übt dennoch eine unwiderstehliche Anziehungskraft auf mich aus. Hoch oben im Treppenhaus ist eine Frau und ich bin sicher, dass ich sie bekomme, wenn ich die Droge nehme. Unten im Erdgeschoss des Turmes sehe ich eine halbverwesende Gestalt. Sie liegt dort herum, ist ganz grün und schimmelig. Dann steige ich die Treppe hoch zu der jungen nackten Frau, ich küsse ihre Scham, das schmeckt sehr gut, aber irgendwie ist diese Frau kalt, kalt wie ein Fisch. Das ist kein warmes Fleisch und trotzdem erregend. Dann warte ich, bis die Droge wirkt, denn ich weiß, dass ich dann sterbe. Ich sehe die Zeit verrinnen wie in einer Sanduhr.« Christian äußert zu dem Traum, dass er manchmal Angst habe, aus dem Schlaf zu erwachen und ein alter Mann geworden zu sein: Vielleicht kann man sich mit sexuellen Abenteuern über die Realität des Todes hinwegsetzen.

Christian lernt in dieser Behandlungsphase eine junge Frau kennen, die ihm sehr zugetan ist. Augenscheinlich hat sie sich in ihn verliebt und kann sich eine Beziehung mit ihm gut vorstellen. Christian wirkt jedoch zurückhaltend und meint, dass ihn seine pornografischen Ästhetisierungen abhalten, sich auf seine Freundin einzulassen. Nachdem wir gemeinsam darüber nachgedacht haben, warum ihm seine Freundin nicht reicht und er Frauen attraktiver findet, die anderweitig gebunden sind, sage ich ihm: »Es scheint Ihnen schwer zu fallen, zu ertragen, dass es reizvolle Frauen gibt, die nicht erreichbar sind, z. B. weil sie anders gebunden sind.« Ja, er hat bei jeder schönen Frau das Gefühl, dass sie einen Schatz in sich birgt, etwas Neues, Schillerndes, das »ich anfassen, vielleicht sogar vernichten will, damit es niemand anderes hat«. Ich sage ihm, dass ihm sein Neid erschwert, sich auf eine einzigartige Liebesbeziehung wirklich einzulassen. Er würde damit auf seine »unbegrenzten« Möglichkeiten verzichten. Daneben müsste er anerkennen, dass er nicht in einer immerwährenden Jugend lebt. Christian kommt nach dieser Intervention die Idee, dass er nur das »ewige Talent« bleiben kann, wenn er nichts zustande bringt: »So weiche ich dem Vergänglichen aus, entwickle mich aber auch nicht weiter.«

In diesen Themen klingt die nach 80 Sitzungen notwendige Beendigung unserer Behandlung an. Auch wir müssen darauf verzichten, immer zusammen zu bleiben. Christian scheint in einem inneren Kampf zwischen Rückzug und Fortschritt zu stehen. Einerseits wird seine Beziehung zur Freundin verbindlicher. Andererseits zieht er sich gerne ins trauliche Gespräch mit seiner Mutter zurück und erzählt ihr über seine sexuellen Affären, während sie ihm schmunzelnd zuhört. Er fühlt sich auch bei mir aufgehobener als mit seiner jungen Freundin, mit der er »eigentlich erfreulich« seine Beziehung vertieft. Auch sexuell ist er mit ihr sehr zufrieden. Die Besuche bei ihren Eltern sind jedoch »schrecklich spießig«. Das ewige Spiel: »Mama, Papa und Kinder.« Er flieht zu seiner Ex-Freundin, mit der er nach wie vor den »sexuellen Kick« erhält – ohne Liebe und Verbindlichkeit. Er ist stolz, wenn seine Freundin morgens anruft und er mit seiner Geliebten noch im Bett liegt und die Kondome in der Gegend herumliegen. Ich deute ihm, dass er sich möglicherweise seine Ex-Freundin aus Angst vor Verletzung und Enttäuschung warmhält. Er antwortet: »Eigentlich ist dieser Vertrauensbruch schlimm, aber ich kann nicht anders.«

Gegen Ende der Behandlung beschäftigt sich Christian mit Trennungen auf verschiedenen Ebenen: Von kindlichen Sehnsüchten, erotischen Größenideen, aber auch belastenden Fantasien. Er hat irgendwo Goethes Ausspruch aufgeschnappt: »Der nicht geschundene Mensch wird nicht erzogen.« Erwachsensein ist schmerzlich und riskant, die Freiheit lohnt sich aber. Mir fällt auf, dass Christian insgesamt aktiver geworden ist. So setzt er sich mit erstaunlichem Engagement für eine soziale Einrichtung ein. Er beginnt, die feste Beziehung mit seiner Freundin zu genießen und nicht als »Lustbremse« zu erleben. Er kann konzentriert arbeiten und seine Dissertation steht vor dem Abschluss. Er sagt resümierend, dass sein Gefühl, »wie hinter einer Plexiglasscheibe oder auf einer Bühne zu leben«, gewichen ist.

In der letzten Sitzung kommen wir auf seinen ersten Traum zurück, in dem er sich, auf einer Wiese liegend, von faszinierenden außerirdischen Frauen sexuell begehrt fühlte. Er hat damals das Gefühl gehabt, dass die Welt wie ein Film an ihm vorbeiläuft: »eine Welt ohne mich«. Jetzt fühlt er sich im Fluss der Zeit: Vor kurzem hat er ein altes Holländer Stillleben betrachtet. Die darin abgebildete Vergänglichkeit hat ihren Schrecken verloren: »Es ist wohl der Gang der Dinge, dass zuerst eine Blüte da ist, dann grünes Obst, die reife und letztlich verfaulte Frucht.« Wie der Efeu an den alten Toren, wenn er zur Behandlungsstunde kommt: »Man muss den Tod nicht als Inferno sehen, sondern kann ihn auch als Schoß betrachten, in den man zurückkehrt.« Ich bleibe mit dem Gefühl zurück, mit dem Patienten eine interessante und wichtige Arbeit geleistet zu haben. Es blieb zwar vieles unbearbeitet, doch habe ich die Hoffnung, dass der Patient die erhaltenen Anregungen nutzen und weiterentwickeln kann. Er selbst meint rückblickend, dass ihm die Gespräche geholfen haben, zu sich selbst zu kommen. Ich frage, »wodurch?« »Vertrauen, Sprechen, Verstandenwerden, Träumen, so konnte ich verborgene Gefühle wahrnehmen und die Angst vor der Liebe verlieren.«

Auch aus meiner Sicht standen die existenziellen Elemente im Vordergrund der Behandlung (e). Die Akzeptanz der Begrenztheit allen Tuns und Strebens war ein existenzieller Grundton. Die Einsicht in Beziehungskonflikte und das Verständnis der dazugehörigen Emotionen spielten gleichfalls eine bedeutende Rolle (d): die Ambivalenz von Nähe und Distanz, Bindung und Leidenschaft, Neid und Dankbarkeit. Diese Konflikte konnten in Bezug auf Christians aktuelle Situation und auch lebensgeschichtlich verstanden werden. Es kam zu einer Mentalisierung vormals diffuser

Emotionen und Erfahrungen. Dieses Gewahrwerden kann man sowohl als tiefenpsychologischen als auch als kognitiven Aspekt der Behandlung auffassen (c). Verhaltensorientierte Ratschläge (b) sowie direkt unterstützende Dimensionen der hilfreichen Beziehung (a) spielten kaum eine Rolle. Allerdings ermöglichte die therapeutische Begegnung als Resonanzraum erst ein existenzielles Verstehen (a–e–a). Hier schließt sich der Kreis in unserem ABCDE-Modell.

15 Jahre nach Beendigung der Psychotherapie bitte ich Christian telefonisch um einen Rückblick auf seine Behandlung. Er antwortet spontan, dass er gerne daran zurückdenkt und immer noch dankbar ist, dass er »die Dinge, die mich damals bewegt haben, klären konnte«. Zuerst hat es eine große Überwindung gekostet, eine Psychotherapie zu beginnen. Bald war es aber eine große Befreiung: »Ich bin lebendiger geworden. Ein Suchender bin ich aber immer noch, allerdings gelassener.« Neues zu entdecken, erfreut ihn auch beruflich: In seiner großen Facharztpraxis kann er sich verwirklichen. Auch seine liebevolle Partnerin ist ein Quell bewegter Freude. »Die Therapie hilft mir bis heute, mein Leben bewusster zu leben.«

Am Ende des Nachgesprächs bitte ich Christian, die Dimensionen des ABCDE-Modells einzuschätzen. Das allgemeine Gefühl angenommen und unterstützt zu werden (a), bewertet Christian mit acht auf der Skala von null (gar nicht) bis zehn (vollständig). Verhaltensorientierte Interventionen (b) hätten eine geringere Rolle gespielt. Er vergibt für diesen Aspekt der Behandlung eine Sechs. Die intellektuelle Erörterung von Sichtweisen, Einstellungen und Werten (c) bewertet Christian mit acht. Auch das Bewusstmachen von Konflikten und lebensgeschichtlichen Verstrickungen (d) sei ihm wichtig gewesen und er schätzt die Bedeutung dieser Dimension mit neun ein. Letztlich war Christian das allgemeine Gefühl, verstanden und beantwortet zu werden (e), besonders wichtig. Er bewertet diese Dimension mit einer »glatten Zehn«. Besonders die vertrauensvolle Atmosphäre habe ihm geholfen, seine widersprüchlichen Neigungen in Bezug auf Freiheit, Sexualität und Kreativität anzunehmen.

Emotional instabile Persönlichkeit mit Don Juanismus

Ein Architekt will sich erschießen

»Wenn ich den Glanz der Lust spüre, existiere ich.«

Richard, ein 50-jähriger Architekt, sucht Hilfe, nachdem sich seine Frau nach jahrelanger Ehe »unerklärlicherweise« von ihm getrennt hat. Die Ehe war schon lange lieblos und er hatte immer Affären, doch jetzt fühlt er sich am Boden zerstört. Seine Gefühle schwanken zwischen heftiger Wut und lähmender Traurigkeit. Wie unter einem inneren Zwang holt er abends sein Jagdgewehr aus dem Schrank, lädt durch und steckt es sich in den Mund, damit »endlich Schluss« ist. Dann denkt er an seine Kinder und legt das Gewehr in den Schrank zurück: »Ein paar Gläser, um runterzukommen, das hilft.«

In schroffem Kontrast zu dieser verzweifelten Schilderung am Telefon, zeigt sich Richard in den ersten Gesprächen weltgewandt und souverän. Er spricht über seine beruflichen Erfolge, seine Energie und seinen Fleiß. »Das einzige Problem ist, dass ich es immer allen recht machen möchte.« Er ist wirklich sehr engagiert und hilfsbereit. Uneigennützig setzt er sich für verschiedene soziale Einrichtungen ein. Auch mir gegenüber strengt er sich sehr an und bemüht sich, meine Aufmerksamkeit zu fesseln. Dies gelingt ihm auch sehr gut. Mit ausgesprochenem Schönheitsgefühl schildert er farbig und originell seine Erlebnisse. Bald stellt sich bei mir der Eindruck ein, als müsse er mit seinen faszinierenden Erzählungen um meine Aufmerksamkeit werben. In seinem unterhaltsamen Redefluss macht sich zunehmend eine große Hilflosigkeit und Verzweiflung breit. Ich verspüre Impulse, ihn in den Arm zu nehmen und ihm meine Solidarität deutlich zu zeigen. Im längeren Gespräch nimmt sein innerer Druck zu, er ist sehr unruhig, ringt mit den Händen und blickt mich mit weit aufgerissenen Augen an. Er fragt mich, ob Beruhigungsmittel nicht angebracht wären.

Nachdem Richard erzählt hat, dass ihm früher autogenes Training gutgetan habe, zeige ich ihm einige körperliche An- und Entspannungsübungen. Angesichts seiner ständig »wechselnden Stimmungen« planen wir eine achtsame Gestaltung seines Alltags und Verhaltensweisen, die ihn vor Impulsdurchbrüchen schützen können. Insbesondere abends, wenn er »in ein Loch fällt«, ist es wichtig, beruhigende Rituale anzuwenden, die ihm helfen sollen, zu »sich selbst« zu finden. Wir überlegen, welche Bücher und welche Musik ihn dabei unterstützen könnten, seine Beziehungskonflikte gelassener zu durchdenken. Ich habe den Eindruck, dass der Patient das alles selbst weiß, doch dieses Wissen in seiner aktuellen Krise nicht nutzen kann. Er ist aber dankbar für meine Ratschläge und setzt diese auch um. Die Hauptsache ist aber, dass »ich mit jemandem reden kann«. Er nimmt meinen Hinweis an, mit seinen Kindern kein Porzellan zu zerschlagen. Wir planen gemeinsame Aktivitäten mit den Kindern, und letztlich hält ihn die Verantwortung für seine Kinder vom Selbstmord ab. Er entwickelt durch die verstärkte Beachtung seiner Kinder auch mehr Achtsamkeit für seine eigenen Gefühle.

Nach den ersten Krisengesprächen vereinbaren wir eine Kurzpsychotherapie. Neben verhaltenregulierenden Ratschlägen wird die Erörterung seiner »komischen Einstellungen« wichtig: »Immer mache ich alles und bin doch nie genug.« Kleinste Kritik bringt ihn aus dem Gleichgewicht. Wenn etwas nicht rund läuft, ist alles gleich wertlos. Durch fantasievolle Grübeleien verstärkt er sein Unglück: »Wenn schon alles den Bach runtergeht, dann aber auch richtig.« Er ist oft so wütend, dass es ihm »fast den Atem verschlägt«. Ich habe das Gefühl, dass Richard in seiner Wut ganz allein ist und auch den Kontakt zu mir verliert. Wir finden heraus, dass es ihm ein Gefühl großer Intensität vermittelt, wenn er sich in seine Wut hineinsteigert. Gleichzeitig gerät er dadurch aber auch in eine selbstzerstörerische Einsamkeit. Er entdeckt, dass dies »ein seltsamer Ersatz für Leidenschaft ist«. Die Erörterung solcher Themen führt zu einer gewissen Beruhigung. Durch die Gespräche fühlt er sich »irgendwie getragen«.

Nach etwa zehn Sitzungen tritt ein anderes Thema in den Vordergrund. Schon zu Beginn seiner Ehe ist er untreu gewesen. Er findet Frauen »einfach toll« und ist stolz auf seine sexuelle Ausdauer: »Ich mache jede glücklich.« Er betont, nicht derb zu sein, sondern mit seiner Liebeskunst Frauen eine tiefere Freude zu bereiten. Unter seinen Freundinnen befindet sich eine Frau, die in einer festen Beziehung lebt. Sie trifft sich mit ihm, weil mit ihm etwas möglich ist, was sie mit ihrem Lebenspartner nicht erreichen kann. Er ist glücklich, wenn er seine Freundin beschenken kann. Mir selbst tritt überraschenderweise das Bild eines alleingelassenen Buben vor Augen, der sich in einer fremden Welt verloren fühlt. Derweil erzählt Richard weiter von seinen Frauengeschichten: »Wenn ich den Glanz in ihren Augen sehe, fühle ich, dass ich existiere.« Während er dies erzählt, wirkt Richard entgegen seinem souveränen Tonfall eigentümlich ängstlich und verletzbar. Er bemerkt, dass er sich nur entspannt fühle, wenn er eine Frau glücklich gemacht hat. Dann meint er, eine Existenzberechtigung zu haben: »Es geht um Liebe, Anerkennung und Macht.« Nach einer Weile kommt er auf die Idee, dass es auch um die »Bändigung der Bestie Frau« geht. Frauen sind eigentlich gefährlich: »Die beste Methode, sie in Schach zu halten, ist Sex.« In dieser Behandlungsphase beginnen wir, die lebensgeschichtlichen Wurzeln seiner destruktiven Ängste und konstruktiven Bewältigungsstrategien zu verstehen.

Richard erzählt, dass er seine Mutter immer als sehr unzugänglich erlebt hat. Er kann sich nicht erinnern, dass sie ihn einmal angelächelt hat. Ein Jahr vor seiner Geburt verstarb sein zwölf Monate alter Bruder. Seine Mutter war wahrscheinlich seit dieser Zeit schwer depressiv. Der Vater war durch Krieg und lange Gefangenschaft innerlich zerbrochen: »Es hat nie eine emotionale Beziehung zwischen uns gegeben.« Mit zweieinhalb Jahren wurde Richard schwer krank und er meint, sich zu erinnern, dass er die Scheibe einer Art von Brutkasten geöffnet hat, um das neben ihm liegende Mädchen zu berühren. Nach der Geburt seines vier Jahre jüngeren Bruders wurde er in ein Kinderheim gegeben, weil seine Mutter während der Geburt einen Schlaganfall erlitten hatte. In dieser Zeit fiel er bei einem Ausflug in einen Teich und drohte zu ertrinken. An seine Todesangst und die Wiederbelebungsversuche kann er sich noch heute erinnern. Dann erkrankte er an seiner Infektion und wäre gestorben, wenn sein Vater ihn nicht im letzten Moment aus dem Kinderheim abgeholt und in ein Krankenhaus gebracht hätte.

In der Schulzeit bemerkte er, dass man ihn wegen seiner guten Leistungen beachtete. Er kam sich jedoch irgendwie fremd vor. Erst durch Selbstbefriedigung lernte er, »sich selbst zu spüren«. Mit Freunden und Freundinnen ist er »nie so richtig warm geworden«. Im Architekturstudium träumte er davon, einmal etwas »ganz Wichtiges« zu leisten. Letztlich ist es ihm auch gelungen, beruflich erfolgreich und anerkannt zu sein. Er entwickelte aber auch eine Hemmung, realitätsgerecht aggressiv zu sein. In beruflichen Auseinandersetzungen »zog er den Schwanz ein« und vergrub seine Wut in sich selbst. Dabei halfen ihm Kampfsportarten. Allerdings überließ er Kolleg*innen, denen er wahrscheinlich fachlich weit überlegen war, den Vortritt auf der Karriereleiter. Er wurde zum Einzelkämpfer, ist darüber aber nicht unglücklich, weil er es auch ohne »Schleimscheißerei« weit gebracht hat. Und er ist immerhin in der Lage, »eine Frau um den Verstand zu bringen«. Seine Arbeit war in den letzten Jahren sein wesentlicher Lebensraum. Alle wesentlichen Bekannt- und Freundschaften finden sich, abgesehen von seinen »Täubchen«, im beruflichen Umfeld. Zu Hause war er eigentlich nur zu Gast. Mit seinen Kindern hatte er »eigentlich keine nähere Beziehung«. Sie wurden von seiner Frau versorgt, und er brachte das Geld.

Wir erarbeiten folgende Erklärungen für seine Konflikte: Seine Mutter konnte ihm aufgrund ihrer Depression und des Schlaganfalls nur wenig Zuwendung geben. Dieser Mangel ist wie eine Wunde, die er durch seine Talente zu bewältigen suchte. Auch sein Vater war wenig präsent und konnte ihm wenig Bindungssicherheit und Anerkennung vermitteln. Urvertrauen konnte der kleine Richard nur rudimentär ausbilden. Früh lernte er, unterstützt durch seine kreativen Fähigkeiten, sich über Einsamkeit und Verzweiflung »hinwegzuspielen«. Traumatische Erlebnisse weckten Todesängste und verstärkten seine Verletzbarkeit. In der Pubertät gelang es ihm, durch Sexualität Zugang zu seinen Gefühlen zu finden. Angesichts seiner frühkindlichen Bindungsstörung und schwer zu kontrollierenden Enttäuschungswut fiel es ihm jedoch schwer, emotional tragende Beziehungen herzustellen. Er verließ wichtige Freundinnen und Freunde und wurde von ihnen immer wieder verlassen. In seiner Ehe mit einer augenscheinlich selbstständigen, vielleicht etwas kühlen Frau, inszenierte er eine lieblose Bindung neu, die zunehmend durch gegenseitige Entwertung charakterisiert war. Er ließ sich zum ungeliebten, oft auch verachteten Versorger degradieren. Er entschädigte sich durch reizvolle Abenteuer. Die lieblose Erfüllung der Rolle als Ehemann und Familienvater führte letztlich dazu, dass er von seiner Frau – und auch seinen Kindern – verlassen wurde. Die Tatsache, dass er selbst an dieser Entwicklung aktiv beteiligt war, blieb ihm lange verborgen. Wir entdeckten, dass er aus den geschilderten Gründen auf Entwertung nicht realitätsgerecht aggressiv reagieren kann. Fantasievolle außereheliche Sexualität kompensiert einerseits die mangelnde Gefühlstiefe in der Familie. Wenn es aber verbindlich wird, treten heftige Ängste auf, in einen depressiven Sog zu geraten. Deshalb muss er fliehen, fühlt sich dann aber einer quälenden Einsamkeit und Verzweiflung ausgesetzt.

In einer Behandlungsstunde erzählt Richard von einer neuen Eroberung: Sie haben sich einige Male getroffen und »guten Sex« gehabt. Sie hat ihm ihre Zuneigung, ja sogar Liebe gestanden: »Das ist etwas, was ich überhaupt nicht ertragen kann, ich habe ihr verboten, ›Ich liebe dich‹ zu sagen.« Er gerät in eine Art von Trancezustand: »Ich fühle mich gefangen im Spinnennetz der Liebe, das ist wie aufgefressen zu werden. Das ist wie mit meiner Mutter, sie reißt mich in ihre Tiefen wie ein Mühlstein. Das ist wie ein Sog, ein Morast, von dem ich nicht lassen kann … Ertrinken in Fruchtwasser oder Muttermilch.« Während er aus seinem Trancezustand herauskommt, sagt er etwas ruhiger, dass die Liebe eine Waffe ist, die verhindert, dass man vernünftig miteinander umgeht. Vielleicht kann er deswegen von seiner Ehefrau nicht lassen: »Da war eigentlich niemals Liebe.«

Während ich Richard zuhöre, sind meine Gefühle sehr gemischt. Ich spüre, wie er sich durch die Gespräche stabilisiert, und je dramatischer seine Erzählungen in der Behandlung werden, desto besonnener kann er sein Leben gestalten. Nach emotionalen Verdichtungen werden auch unsere Gespräche ruhiger und er beschäftigt sich mit existenziellen Themen wie der Widersprüchlichkeit von Bindung und Leidenschaft. Er hat auch wieder angefangen, abends zu malen, statt mit einer Flasche Wein vor dem Fernseher zu versinken. Im Fitness-Studio hat er eine neue »entschuldigen Sie bitte, ›Fickbeziehung‹« gefunden. Er beginnt, sich mit Susanne in der Öffentlichkeit zu zeigen. Vielleicht wird ja doch »etwas Richtiges« daraus.

Nach 25 Sitzungen ist die akute Krise bewältigt. Seine Selbstmordgedanken sind abgeklungen. Richard entscheidet sich, die Therapie als psychoanalytische Behandlung fortzusetzen. Er möchte seine Emotionen besser verstehen, um sich vor unkontrollierten Impulsen zu schützen. Auf die Gefühle anderer will er sich angstfreier einlassen können. »Verbindliche Termine, ein verlässlicher Rahmen und menschliches Verständnis, das hilft.«

Die weitere Behandlung findet mit zwei Stunden wöchentlich im Liegen statt. Richard kann das Couch-Setting nutzen, um sich seinen Erfahrungen, Gedanken und Gefühlen ungestört zu widmen. Er ist weiterhin sehr fantasie- und humorvoll, sodass ich leicht übersehe, wie groß seine innere Not ist. Sein intelligenter Humor ist einerseits eine besondere Fähigkeit, schwierige Erlebnisse zu bewältigen. Andererseits führt sein Wunsch, die anderen immer gut zu unterhalten und niemandem beschwerlich zu sein, zur Vernachlässigung seiner eigenen Bedürfnisse. Dadurch stauen sie sich auf und führen zu für ihn kaum verständlichen Ausbrüchen. Dies zeigt sich sowohl in seinen persönlichen als auch beruflichen Beziehungen. So steht die Bearbeitung seiner Ambivalenz, sich auf verbindliche Beziehungen einzulassen, im Vordergrund der Behandlung. Die Beziehung mit seiner »neuen Flamme« Tatjana wird fester und er kann es genießen, eine zugewandte, wenn auch fordernde Frau an seiner Seite zu haben. Die Sexualität ist leidenschaftlich und auch in praktischen Dingen verstehen sich beide sehr gut. Dennoch macht sich ein seltsames Bedürfnis bemerkbar, Tatjana wieder zu verlassen. Seine ambivalenten Wünsche nach Nähe und Geborgenheit werden auch in der Behandlung spürbar. Sobald es verbindlicher zwischen uns wird und sich der therapeutische Prozess vertieft, lässt er Stunden ausfallen oder kommt zu spät.

Auch seine beruflichen Beziehungen sind ambivalent. Auf Konflikte reagiert er mit wütendem Rückzug, durch den er sich selbst mehr schadet als nutzt. Wir verstehen diese Reaktionen als einen verzweifelten Kampf um Unabhängigkeit, durch den er die seit seiner Kindheit so bedrohlichen Verlassenheitsängste zu bewältigen sucht. Neben diesen psychoanalytischen Überlegungen spielen auch kognitive Interventionen weiterhin eine Rolle. So sprechen wir angesichts der schwierigen Auseinandersetzungen mit seinem Kompagnon elementare Regeln erfolgreichen Verhandelns durch: Sachliche von emotionalen Aspekten trennen, Interessen statt Ideologien durchsetzen, Optionen für alle Beteiligten entwickeln. Diese Erörterungen schaden der konfliktzentrierten therapeutischen Arbeit in keiner Weise. Ganz im Gegenteil, Richard fühlt sich durch die Beachtung seiner aktuellen Probleme angenommen und unterstützt. Dies verstärkt seine Bereitschaft, sich auf unbewusste Konflikte einzulassen.

Dies zeigt sich auch in der Trennungsphase von seiner Frau. Diese hat die Scheidung eingereicht, und Richard ist zunächst am Boden zerstört. In einem Wechselbad der Gefühle ist er einerseits niedergeschlagen und andererseits erfüllt von ohnmächtiger Wut: »Ich könnte alles zusammenschlagen.« In den Gesprächen mit mir kann sich Richard stabilisieren. Es hilft ihm einerseits, wenn wir die biografischen und unbewussten Hintergründe seiner Enttäuschung und seiner Wut verstehen. Anderseits profitiert er auch davon, dass wir konkret besprechen, wie er die Trennung für alle Beteiligten vernünftig gestalten kann.

Die psychoanalytische Arbeit wird auch nicht durch verhaltenstherapeutische Interventionen gestört. So ist Richard nach wie vor versucht, seine seelischen Schmerzen im Alkohol zu ertränken. Ich erinnere ihn an

Strategien, die wir schon zu Anfang der Behandlung entwickelten und die sich als hilfreich erwiesen haben. Er erinnert sich daran, wie wichtig es ist, bei Trinkimpulsen Zeit zu gewinnen und positive Aktivitäten dagegenzusetzen. Besonders hilfreich ist die einfache Technik, erst einmal ein Glas Wasser zu trinken und mit jemandem zu sprechen. Dabei unterstützt ihn Tatjana und es gelingt ihm, auch in feucht-fröhlicher Stimmung nicht mehr als zwei Gläser Wein zu trinken. An vielen Tagen verzichtet er ganz auf Alkohol. Dies erscheint ihm umso wichtiger, als er entdeckt, dass er Alkohol immer schlechter verträgt. Zum Alkoholverzicht hilft es ihm, einsame Abende detailliert zu planen: Sport, Lesen, Musik. Er hat auch wieder seine Staffelei ausgepackt und versucht zu malen, um »etwas in der Hand zu haben«.

Zum jetzigen Zeitpunkt hat Richard seine destruktiven Impulse unter Kontrolle. Wir ziehen eine Zwischenbilanz, in der er meint, sein Leben wieder in den Griff zu bekommen. Trotz seines immer noch bestehenden Leidens fühle er sich durch die Therapie ermutigt und lebensfroh. Vielleicht führt die Bearbeitung seiner psychischen Schwierigkeiten auch zu einer »Erlebensvielfalt«, die sein Leben reicher machen und »zum Guten wenden« kann. Auch ich habe die Hoffnung, dass ihm seine kreative Alltagsgestaltung ermöglicht, verbindlicher und achtsamer mit sich und anderen umzugehen. Das integrative Modell findet er interessant und bewertet die Bedeutung der einzelnen Dimensionen wie folgt: Die Bedeutung der therapeutischen Beziehung (a) bewertet er mit zehn. Die Rolle verhaltensorientierter Interventionen (b) mit sieben und die Korrektur dysfunktionaler Ansichten (c) mit acht. Die Einsicht in unbewusste Konflikte (d) seien gleichfalls wichtig gewesen und er bewertet diese mit acht. Auch die Erörterung existenzieller Themen (e) habe ihn weitergebracht, er vergibt eine Sieben.

Nach der Lektüre seines Behandlungsberichts schickt mir Richard eine E-Mail: »Ziemlich gut getroffen, fast ein bisschen beklemmend gut. Aber auch ein wenig zum Schmunzeln: die Verstrickungen, die Zwangsläufigkeit, das Verheddern und das Theater der Seele, die Kompensationsmechanismen … Irgendwie auch wieder ermutigend, wie das alles trotz oder wegen des Leidensdrucks zu einem enormen Lebensreichtum führt …«

Schwere Depression

Ein Angestellter fühlt sich völlig ausgebrannt und sieht keinen Ausweg

»Sie haben mir den Boden unter den Füßen weggezogen.«

Wolfgang, ein 55-jähriger Angestellter, der sich gern Wolf nennen lässt, wird durch eine Umstrukturierung in seinem Unternehmen an den Rand gedrängt. Er fühlt sich verletzt, gekränkt und gedemütigt. Es macht sich ein Gefühl von Hilflosigkeit in ihm breit: »Sie haben mir den Boden unter den Füßen weggezogen.« Er entwickelt in wenigen Wochen eine ausgeprägte depressive Phase und wird immer verzweifelter: »Ich fühle mich komplett verändert.« Er meint, von seinen Empfindungen abgeschnitten zu sein: »Ich bin nicht mehr ich selbst.« Er sieht keine Zukunftsperspektiven mehr und nachts wälzt er sich schlaflos im Bett herum: »Morgens bin ich wie gerädert.« Er trinkt seit Beginn seiner Verstimmung zu viel Alkohol, fast täglich einen Liter Wein, manchmal sogar mehr. Das kennt er sonst nicht von sich selbst. Wie ernst seine Selbsttötungsgedanken sind, will er sich »lieber nicht vor Augen stellen«. Er beginnt eine psychiatrische Behandlung. Die unterstützenden Gespräche und die Behandlung mit Antidepressiva und Schlafmitteln helfen etwas, doch er sieht nach mehrmonatiger Behandlung »kein Licht am Ende des Tunnels«. Sein Psychiater hat sich sehr für ihn eingesetzt und sogar einen Brief an die Unternehmensleitung geschrieben, in dem er sich über die schlechte Behandlung seines Patienten beschwert. Nach fast neunmonatigem Kranksein schlägt man ihm jetzt eine Berentung vor. Er weiß nicht, ob das wirklich »guttut und den Druck rausnimmt«. Außerdem kommt er bei einer Berentung zum jetzigen Zeitpunkt »finanziell nicht mehr über die Runden«. Er will noch einen psychotherapeutischen Versuch starten.

In den ersten Sitzungen wirkt Wolf sehr niedergeschlagen und entdeckt »nicht einen Funken Wert« in sich. Ich versuche ihn wie der Kollege zu unterstützen und von Selbstvorwürfen zu entlasten. Hinweise, seinen Alltag wieder klarer zu strukturieren, nimmt er an, kann sie jedoch nur schwer umsetzen. Um Ansatzpunkte für eine Verhaltensänderung zu finden, suche ich nach seinen Ressourcen. In dieser Hinsicht erzählt Wolf, dass er früher ein leidenschaftlicher Schwimmer war. Wie alle anderen für ihn positiven Aktivitäten hat er auch das Schwimmen während seines depressiven Rückzugs vollkommen aufgegeben. Insofern rate ich ihm, wieder zu festgelegten Zeiten ins Schwimmbad zu gehen. Dabei denke ich, dass dies zur Rhythmisierung seines chaotischen Tagesablaufs beitragen könnte. Er ist zunächst skeptisch, geht dann aber doch darauf ein: »Ihnen zuliebe«. Wir besprechen auch seine Essensrituale, die ihm früher wichtig gewesen sind: »Derzeit verschlinge ich nur Junk-Food.«

Zur Verbesserung seiner Alltagsgestaltung ermuntere ich Wolf nach drei Wochen Therapie mit zwei Sitzungen pro Woche, das Angebot seines Betriebs anzunehmen, stundenweise leichte Tätigkeiten zu erledigen. Es dauert eine Zeit, bis er sich wieder an einen geregelten Tagesablauf gewöhnt, aber er schafft es, zumindest einige Stunden im Büro anwesend zu sein und nicht nur zu Hause »die Decke anzustarren«. Er ist überrascht, dass die Kolleg*innen ihn respektvoll behandeln und er nicht »vor Scham im Boden versinken muss«. Auch das Essen zu fest geregelten Zeiten »tut ganz gut«. Auf den Alkohol hat er anfangs »nur Ihnen zuliebe« verzichtet und spürt, wie gut ihm das tut. Er hat in einem halben Jahr 15 Kilo zugenommen und merkt jetzt beim Schwimmen, wie sehr er sich verändert hat. »Ein Dickkloß, das will ich nicht mehr.«

Diese Veränderungen sind ihm allerdings nur möglich, weil wir engmaschige Termine haben und er einen »gelinden Druck« meinerseits verspürt. Wahrscheinlich kann er meine verhaltensorientierten Ratschläge aber nur annehmen, weil er sich angenommen und verstanden fühlt. Die respektvolle Resonanz, die er in den Behandlungsstunden findet, macht es ihm leichter, meine Empfehlungen auch gegen seine Widerstände zu befolgen. Gleichzeitig zur verhaltensorientierten Arbeit besprechen wir emotional bedeutsame Themen: Er fühlt sich durch die Umstrukturierung so schwer gekränkt, dass er an seinem Betrieb und den Vorgesetzten kein gutes Haar lässt. Dabei war er dort über viele Jahre sehr gerne tätig: »Die Arbeit war meine Heimat.« Jetzt macht er alles schlecht: Seinen Betrieb, die Arbeit, seine Kolleg*innen und vor allem sich selbst. Ich versuche ihm demgegenüber zu zeigen, wie viel er geleistet hat. Ihm wird bewusst, dass er durch seine negativen gedanklichen Spiralen immer hilfloser wurde und sich selbst »herunterzog«. Wir begeben uns auf eine kleine Fantasiereise in Bereiche, in denen er viel zustande brachte und auch stolz auf sich sein konnte. Dadurch fühlt er sich inspiriert, zu Hause alte Dokumente zu betrachten, die wichtig für seine Arbeitsgruppe gewesen sind. Ich versuche ihn dafür zu sensibilisieren, dass die Anrufe und E-Mails von Kolleg*innen, die sich um ihn Sorgen machen, nicht böse und beschämend gemeint sind: »Sie zeigen doch, wie anerkannt Sie sind.«

Während ich ihm zuhöre, frage ich mich zunehmend, wo seine aktiven und rebellischen Seiten geblieben sind. Ich versuche mir diese Seiten vorzustellen. Während dieser inneren Suche überrascht mich Wolf mit der Mitteilung, dass er seine alten Platten aus den späten 60er Jahren ausgegraben hat: Jimi Hendrix' »The Wind Cries Mary«, Bob Dylans »Blowing in the Wind«, Steppenwolfs »Born to Be Wild«. Abends trinkt er nicht mehr, sondern träumt sich zurück in seine »wilden Jahre«. Er hat sie lange vergessen, weil sie ihm Angst machten: »Wie leicht hätte ich in Alkohol und Drogen abgleiten können.« Während dieser Erzählungen habe ich den Eindruck, dass Wolf innerlich lebendiger wird und auch in mir weicht die Schwere, die ich in den ersten Stunden miterlebt habe.

Wir arbeiten zunehmend mit Erinnerungen und Fantasien, und Wolf kann seine negative Selbstverstärkung – »Wenn schon schlecht, dann wenigstens richtig« – schrittweise zurücknehmen. Auch die Selbstmordgedanken treten in den Hintergrund. Ich habe den Eindruck, dass er in den Gesprächen mit mir einen »kreativen Übergangsraum« findet, in dem er sich mit sich und seiner Welt auseinandersetzen kann.

Während der 25 Sitzungen umfassenden Kurztherapie treten folgende lebensgeschichtliche Konstellationen in den Vordergrund: Wolf wundert sich, dass er von seiner Mutter kein rechtes Bild hat: »Ich finde keinen inneren Zugang zu ihr.« Alles ist durch unangenehme Auseinandersetzungen während seiner Pubertät überschattet. Er glaubt aber, dass er ein Wunschkind war. Aufgewachsen in Oberbayern wurde er »natürlich streng katholisch« erzogen. Seine Mutter war sicher »etwas kühl« und betrachtete alles, was den Körper betraf, mit Abneigung. Wolf stellt sich aber vor, dass sie auch zugewandt und liebevoll sein konnte. Sein Vater war eher ein »lässiger Typ«. Zu Hause mischte er sich wenig ein und in seinem Beruf als Jurist war er immer sehr beschäftigt. Dennoch war das Verhältnis zu ihm nicht schlecht und er weiß, dass sein Vater auf seinen »Kronprinz« bis zur Pubertätszeit sehr stolz war.

Sein zwei Jahre jüngerer Bruder war immer »wilder«. Sex interessierte ihn viel früher und er fühlte sich auch von kriminellen Milieus angezogen. Mehrfach kam er mit dem Gesetz in Konflikt. Demgegenüber war Wolf eher brav, fühlte sich in seiner »bürgerlich verwöhnten« Kindheit zu Hause recht wohl. Im Gymnasium wehte ein anderer Wind, aber er kam immer »ganz gut durch«. Eine erste Krise stellte sich während seiner Pubertät ein: Mit 14 Jahren wandte er sich von der Kirche und den Pfadfindern ab und begann, eigene Wege zu gehen. Seine Mutter verübelte ihm dies und lehnte ihn als Person immer spürbarer ab. Auch sein Vater wurde zunehmend rigid und autoritär. Wolf brach dann gegen Ende der Schulzeit die Beziehung zu den Eltern ab und studierte aus Protest Politikwissenschaft. Später wechselte er zu Jura. In der Studienzeit knüpfte er verschiedene sehr schwierige Beziehungen zu Frauen. Eine kinderlose Ehe, die drei Jahre dauerte, war, im Nachhinein betrachtet, niemals glücklich. Auch in nachfolgenden Beziehungen hatte er eigentlich »nie richtig Glück«. Mit seiner zweiten Ehefrau war es anders. Er lernte sie in den USA kennen, man hatte eine wilde Zeit und schließlich folgte sie ihm nach Deutschland. Das Familienleben wurde ihm trotz der beiden Töchter bald unerträglich und Wolf meint, dass sie sich einfach »auseinandergelebt« haben. Sein Studium brach er ab und sein Beruf wurde zu seinem wesentlichen Lebensraum. Alle seine Bekannt- und Freundschaften finden sich bis heute in seinem beruflichen Umfeld. Deswegen gingen ihm, nachdem man ihn aus seiner beruflichen Position herausgedrängt hatte, alle wesentlichen Kontakte verloren.

Nach der ersten unterstützenden und stabilisierenden Phase, die auch verhaltenstherapeutische Ratschläge und die Klärung negativer kognitiver Einstellungen beinhaltete, treten jetzt folgende Konflikte in der Vordergrund: Wolf wird bewusst, dass er gegenüber Autoritäten sehr ambivalente Gefühle hegt: Einerseits sehnt er sich nach Anerkennung, andererseits lehnt er »jeden, der mir reinredet« grundsätzlich ab. Er verbindet diese Konflikte mit seiner Kindheit: »Ich habe immer um die Zuneigung meiner Mutter geworben und hatte doch immer das Gefühl, nicht genügend angenommen und verstanden zu werden ... Vielleicht bin ich deshalb so empfindlich gegen Kritik.« Auch seinem Vater gegenüber spürt er eine eigentümliche Mischung aus Achtung und Abneigung. Er kann sich das eigentlich nicht erklären.

Zu Beginn der Behandlung hat Wolf erwähnt, dass er sich an Träume nicht erinnern könne. Nachdem ich ihm geraten habe, gleich nach dem

Aufwachen seine Träume aufzuschreiben, erzählt er folgenden Traum: »Ich bin nachts in meiner Firma erwischt worden. Ich war dort ›illegal‹ auf der Toilette. Aber man hat schon auf mich gewartet und die haben mich erwischt. Ich hatte nur eine schäbige Unterhose an und meine Freundin hat draußen auf mich gewartet.« Für Wolf illustriert der Traum sein Gefühl, in der Firma nicht dazuzugehören. Auf der anderen Seite spürt er jedoch den Wunsch, die dunklen Seiten der Firma aufzudecken: »Was für Schweinereien passieren hinter geschlossenen Türen?« Dann wendet er sich selbst zu: »Wo sind meine schmutzigen und schäbigen Seiten, die ich verberge, aber vielleicht auch gerne wahrnehmen möchte?« Der Traum löst eine Vielzahl von Empfindungen und Gedanken aus. Zuletzt beschäftigt er sich mit seiner Freundin, die draußen wartet: »Vielleicht kann ich mich ihr erst so richtig öffnen, wenn ich meine schmutzige Wäsche gewaschen habe?«

In diesem Zusammenhang fällt ihm sein störrisches Verhalten in Beziehungen ein. Auf kleine Meinungsverschiedenheiten reagiert er mit Rückzug und träumt in diesem Zusammenhang: »Ich bin nach Hause gekommen und ein fremder Mann hat mich mit seinem Messer bedroht. Ich habe um Hilfe gerufen, wusste aber nicht, ob mich jemand hört.« Wolf fallen zunächst seine Ängste ein. Bald kommen ihm jedoch eigene aggressive Impulse in den Sinn. Seine Chefin, die ihn aus seiner Position gedrängt hat, könnte er »glatt umlegen«. Es sei nicht schön, sowas in sich zu spüren. Er entdeckt, dass er Wut und Ärger niemals offen erlebt, sondern unterdrückt und »nur hintenherum« äußert. Er fragt sich, ob wir uns mit so verwickelten Konflikten im Rahmen der Kurztherapie, die jetzt bald beendet sein wird, beschäftigen können. Ich stelle mir die gleiche Frage.

Gegen Ende der Kurztherapie ziehen wir ein Resümee. Es gelang uns, zu verstehen, warum er so ambivalent im Umgang mit Autoritäten ist. Einerseits fühlt er sich abhängig von deren Wertschätzung und Anerkennung. Dies vermittelt ihm ein Gefühl von Geborgenheit. Andererseits macht ihn vieles wütend, aber er kann mit seinem Zorn nicht moderat umgehen. Es bleiben nur Vermeidung und Verdrängung. Neben diesen psychodynamischen Aspekten spielten unterstützende und verhaltensorientierte Interventionen sowie die Aktivierung von Wolfs kreativen Interessen eine bedeutsame Rolle: Ich bestärkte ihn bei der Wiederentdeckung seiner rebellischen Musik. Immer wieder versuchte ich, ihm das Gitarrespielen, das ihn in seiner Pubertät in »vielen einsamen Stunden tröstete«, näher zu bringen. Er wehrte dies zunächst als lächerlich ab, entdeckte jedoch bald, wie er beim Musizieren zu sich kommt. Er improvisierte und verlor sich in Erinnerungen: »Das tut einfach gut. Wie hier im Gespräch: Da sein, sich spüren und Resonanz finden.« Wenn er, frustriert über seine Unvollkommenheit, wieder aufhören wollte zu spielen, bestärkte ich ihn, weiterhin regelmäßig zu üben: »Frustrationen gehören zur Kreativität.« Es ging nicht um Zeitvertreib, sondern um einen für ihn existenziell bedeutsamen Selbstausdruck. Über die Musik fand er wieder Anschluss an sein adoleszentes Selbst, mit allen Schmerzen und Freuden. Während dieser Arbeit gelang es Wolf, sich wieder seinen beruflichen Herausforderungen zu stellen. Immer wieder führten wir uns vor Augen, wie er seinen beruflichen Alltag gestalten und schwierige Situationen meistern kann. Er war überrascht, dass man ihm nach seiner Rückkehr an seinen Arbeitsplatz in einem neuen Team mit viel Wertschätzung begegnete.

In der Beendigungsphase der Behandlung beschäftigt sich Wolf – neben Liebeskonflikten und beruflichen Plänen – mit spirituellen Themen. Er hat begonnen, in einer buddhistisch inspirierten Gruppe zu singen und gelegentlich auch zu meditieren. Er besucht auch protestantische und katholische Gottesdienste. Die Kreuzigungstheologie der christlichen Kirchen findet er befremdlich und die brutale Gewalt des Alten Testaments stößt ihn ab. Morgens läuft er den Fluss entlang und praktiziert Tai-Chi-Übungen, die ich ihm zu Beginn der Behandlung gezeigt habe: »Irgendwie finde ich in Atem, Bewegung und Natur etwas Göttliches.«

In der letzten Sitzung der Kurztherapie resümiert Wolf, dass er durch unsere Behandlung wieder Boden unter den Füßen gefunden hat. Dies liegt an der Möglichkeit, »einfach zu sprechen« und sich »dadurch wieder näherzukommen«. Auch die Regeln zur Rhythmisierung seines Alltags hätten ihm geholfen und die Möglichkeit, Klarheit über sich zu gewinnen. Allerdings »ist da noch eine Menge zu tun«. Er fühlt sich noch sehr labil und glaubt, dass er noch vieles aufarbeiten müsse. Dennoch sei er wieder in seiner Welt »verankert«. Die alltägliche Existenz als kreative Aufgabe wahrzunehmen, sei eine wichtige Anregung gewesen. Doch geht das nicht »von jetzt auf nachher«, weswegen er die Psychotherapie fortsetzen möchte. Wir vereinbaren zwei Behandlungsstunden wöchentlich. Er möchte die Couch, über die er schon lange nachgedacht hat, einmal ausprobieren: »Vielleicht kann man da freier fantasieren.«

Obwohl die anfangs ausgeprägte Antriebsstörung und schwere depressive Verstimmung deutlich abgenommen haben, befindet sich Wolf immer noch in einem labilen Gleichgewicht. Seine untergründige Verstimmung korrespondiert mit seiner Ambivalenz in persönlichen Beziehungen. Diese tritt in den Vordergrund, nachdem wir die Fortführung der Behandlung vereinbart haben. Es ist ihm zwar gelungen, eine feste Beziehung mit einer gleichaltrigen, ihm augenscheinlich zugewandten und liebevollen Partnerin einzugehen. Dennoch regen sich immer wieder für ihn unverständliche Impulse, sich wieder zu trennen. Auch beruflich hat er wieder Fuß gefasst, doch vermeidet er jede Begegnung mit »den Leuten aus der Betriebsspitze«, von denen er sich ungerecht behandelt glaubte. Das Vermeidungsverhalten führt zu Einschränkungen in seinem Aktionsradius und richtungslosen Grübeleien. Manchmal überkommen ihn Aussteiger-Impulse und er will dann »alles hinschmeißen«. Er ist sich seiner Rollenidentität nicht sicher und fühlt sich an seine »wilden Jahre« erinnert, wo er sich vollkommen von seinen Eltern und ihren Werten abwandte. Bislang setzte er sich mit einer als konventionell und unterkühlt erlebten Mutter und einem autoritär-abwesenden Vater auseinander. Beide Eltern haben ihm aber auch viel ermöglicht, und er hat immerhin den gleichen Beruf wie sein Vater erlernt.

Während er sich seinen freien Einfällen auf der Couch widmet, eröffnen sich neue Dimensionen seiner unsicheren Rollenidentität und emotionalen Verwicklungen: Wolf beginnt, sich mit den psychischen Spuren der Mitgliedschaft seines Vaters in der Waffen-SS auseinanderzusetzen. Nach dem Zusammenbruch des Dritten Reichs blieb sein Vater »ein im Herzen überzeugter Nazi«. Auch seine Mutter verabschiedete sich nie von den nationalsozialistischen Werten. Dies ist ihm bisher nie bewusst geworden, doch jetzt bekommt er das »kalte Grausen«, in welcher Welt er da aufgewachsen ist. Vieles aus seiner pubertären Rebellion wird ihm verständlicher. Schwierig ist allerdings für Wolf wahrzunehmen, was auch er anderen angetan hat: Seine jüdische Ehefrau und seine beiden Töchter hat er bedenkenlos verlassen, als sich scheinbar bessere Gelegenheiten boten. Während seines »Aussteigertrips« hat er sie in Kalifornien kennengelernt. Sie stammt aus sehr schwierigen familiären Verhältnissen und hat sich mit viel Fleiß und Mühe »hochgearbeitet«. Seinen beruflichen Aufstieg hat sie immer unterstützt. Nach der Trennung ist es ihr jahrelang sehr schlecht gegangen und auch heute noch fühle sie sich »nicht besonders gut«.

Wolf hat sich die Bedeutung dieser Ereignisse »eigentlich noch nie« klargemacht, geschweige denn, darüber gesprochen. Langsam kommt er mit Schuldgefühlen, weil er seine Frau verlassen hat, in Berührung. Bisher war es schlicht »eine andere Entwicklung, die man genommen« hat.

Er erinnert sich, dass seine Mutter ihm beim ersten Besuch seiner damaligen Verlobten zuraunte: »Muss es denn eine Jüdin sein?« Erst jetzt wird ihm bewusst, wie furchtbar das eigentlich war. Ausgelöst durch diese Erinnerungen eröffnen sich jetzt sehr komplizierte innere Verwicklungen. Wolf setzt sich mit eigenen Fehlern und subtil aggressivem Verhalten auseinander. Er spürt, dass realistische Schuldgefühle wichtig sind, um das eigene Verhalten zu bedenken und auch zu verändern.

Immer wieder beschäftigt sich Wolf mit der deutschen Verstrickung in Scham und Schuldkonflikte. Er überlegt, was es bedeutet, dass er zu einem Volk rassistischer Täter*innen gehört. Er sei zwar nicht schuldig, aber doch mitverantwortlich, weil er zum Beispiel bis heute vom Vermögen seiner Eltern profitiert: »Wie kann man mit solch einer Bürde frei und ungezwungen das Leben genießen?« Ein Traum illustriert die Suche nach seiner persönlichen Wahrheit und Lebensfreude: »Ich stand einen Tag vor einem Prozess in den USA, weil ich unter Alkoholeinfluss ein Kind totgefahren haben soll. An diesem letzten Tag in Freiheit strahlte ein besonders blauer Himmel über mir und ein riesig langer Sandstrand lud mich zum Baden ein. Ich konnte das aber nicht genießen, weil ich eine panische Angst hatte. Ich wusste, dass ich schuldig war. Mir war nicht klar, ob Beweise gegen mich vorlagen. Bei diesen vielen Leichen- und Autoteilen an dem grausigen Unfallort, wo ich das Kind überfahren hatte, waren mit Sicherheit meine DNA-Spuren gefunden worden. Ich erwartete das Todesurteil. Bisher konnte ich alles leugnen und wie gewohnt meiner Arbeit in einer öffentlichen Position nachgehen. Einmal wollte ich noch den blauen Himmel und das Meer genießen, weil ich sicher war, hingerichtet zu werden.«

Nach vielerlei Assoziationen zu diesem Traum fragt sich Wolf, wie sich die »komischen Verstrickungen« in seiner Vergangenheit und seine Ambivalenz in so vielen Angelegenheiten auf seine Töchter ausgewirkt haben: Die eine ist erfolgreich, »eine coole Unternehmensberaterin« und sehr »straight«. Die andere ist »ausgestiegen«, nimmt Drogen und rebelliert gegen alle Strukturen. Beide sind auf ihre Art sehr liebenswürdig. Er selbst sieht in ihnen zwei Seiten seiner selbst repräsentiert, die er kaum zusammenbringen kann. Einerseits sieht er sich überangepasst und andererseits diffus rebellisch. Deswegen fällt es ihm auch so schwer, Konflikte zu ertragen: »In schwierigen Situationen fehlt mir eine klare Position.« Auch in der therapeutischen Beziehung ist sein Schwanken deutlich spürbar. Er wirkt sehr anlehnungsbedürftig und gleichzeitig sehr bedacht, seinen eigenen Weg zu finden.

Wolf vermittelt den Eindruck, dass er die therapeutische Situation im Liegen auf der Couch als Übergangsraum gut nutzen kann, um in einem Prozess des Erinnerns, Wiederholens und Durcharbeitens »zu sich selbst zu kommen«. Dabei möchte er aber möglichst wenig Interpretationen meinerseits, sondern genießt es, dass er über alles reden kann, ohne dass ich ihm eine Richtung vorgebe. Manchmal fühle ich mich überflüssig und muss mein therapeutisches Engagement und meine Einfälle zurückhalten. Letztlich finden wir aber einen Weg, durch unsere Gespräche sowie Vorstellungsbilder und Träume schwierige Emotionen zu gestalten. So wie in der Behandlung gelingt es Wolf zunehmend auch im Alltag, das Leben als kreative Aufgabe anzunehmen.

Nach drei Jahren vorwiegend psychoanalytischer Behandlung – mit zwei Stunden pro Woche, somit insgesamt 240 Stunden – können wir die Behandlung beenden. Wolf resümiert aus seiner Sicht, dass sich seine Situation radikal verändert hat: »Damals war ich total neben der Kappe, erdrückt von einem riesigen Haufen Kot. Ich war überhaupt nicht mehr arbeits- und lebensfähig und völlig durch die Wand geschossen.« Jetzt hat sich alles geändert, er sei nicht nur wieder der Alte, sondern habe sehr viel über sich und seine Welt gelernt. Es gehe ihm eigentlich besser als vorher.

Nach seiner Einschätzung haben ihm verschiedenste Dinge geholfen. Am Anfang waren es hauptsächlich die regelmäßigen Sitzungen, die ihn stabilisiert hätten: »Ich konnte, wie mit niemandem sonst, über absolut alles reden.« Auch die Regulierung seines Alltags war sehr wichtig: regelmäßige Bewegung, kein Alkohol und schrittweise Wiederaufnahme seiner Arbeit. Noch bedeutsamer war, dass »ich mich selbst wieder annehmen konnte«. Dies gelang aber erst richtig in der analytischen Phase der Behandlung: »Die Vergegenwärtigung meiner Biografie war das Wichtigste.« Seine Konflikte sind ihm klar geworden: Die Verwobenheit mit der Geschichte der Eltern, seine Pubertät, Freundschaften, Liebesbeziehungen und seine Sexualität sind ihm greifbarer geworden. Die Beschäftigung mit diesen Themen hat einen Prozess ausgelöst, in dem er sich selbst als normal anzunehmen gelernt hat. Seine Schuldgefühle über chaotische Beziehungen sind realistischen Sorgen gewichen: »Ich hadere nicht mehr mit mir und anderen.« Insgesamt war die Therapie ein Resonanzraum, in dem er zu sich gekommen ist.

Warum war das nicht mit Freund*innen möglich? Er würde sich nicht trauen, ihnen stundenlang die »Ohren vollzuquatschen und ihnen auf die Nerven zu gehen«. In der Therapie hatte er die Möglichkeit, »alles im Detail durchzusprechen, und zwar nach meinen eigenen Prioritäten«. Er hatte niemals den Eindruck, kritisiert zu werden. Auch zwischen den Sitzungen hatte er das Gefühl, einen inneren Gesprächspartner zu haben, der ihn nicht verurteilte. Der Akzent lag in den Sitzungen immer auf positiven Antworten und Lösungen: »Das hat meine Achtsamkeit und mein Selbstgefühl erhöht. Letztlich war die Therapie eine Begleitung auf dem Weg zu mir selbst und zu den anderen.« Wolf findet es interessant, dass er durchgängig sowohl aktuelle als auch vergangene Themen in einem guten Gleichgewicht besprechen konnte: »Und noch einmal, es ging nach meinen Prioritäten.« Er hatte vor der Therapie oft das Gefühl, »wegen allem schräg angesehen zu werden. Das ist jetzt verflogen.«

Im Abschlussgespräch stelle ich Wolf kurz das ABCDE-Modell vor und bitte ihn um eine Bewertung der einzelnen Dimensionen. Er schätzt die Bedeutung von aktiver Unterstützung und Stabilisierung mit acht ein (a). Auch die Verhaltensratschläge waren, zumindest am Anfang, sehr wichtig (b). Er vergibt eine Sieben. Die Erörterung von unangemessenen Gedanken, Konzepten und Einstellungen waren von untergeordneter Wichtigkeit (c). Er bewertet diese Dimension mit drei. Viel wichtiger war, dass er seine vormals unbewussten Konflikte wahrnehmen konnte (d). Dies gelang durch die Vertiefung in seine Biografie, aber auch durch die Besprechung seiner aktuellen Beziehungskonflikte. Wolf bewertet diese Dimension mit zehn. Irgendwann war aber die Biografiearbeit ausgereizt und er musste »nicht zum 100. Mal über meine Oma reden«. Letztlich war es der Raum, den er selbst für sich hatte und in dem er sich selbst unter meiner Begleitung verstehen und annehmen konnte (e). Auch diese, die existenzielle Dimension bewertet Wolf mit zehn.

Seine Einschätzung stimmt mit der meinigen weitgehend überein. Aus Sicht des integrativen Modells standen zu Beginn der Behandlung stabilisierende Interventionen und die persönlich unterstützende therapeutische Haltung im Vordergrund (a). Auf dieser Grundlage konnte Wolf verhaltensorientierte Ratschläge annehmen (b) und negative Sichtweisen und Einstellungen korrigieren (c). Schon in der kurztherapeutischen Phase gewannen lebensgeschichtlich bedingte Konflikte an Bedeutung (d). Durch seine Erzählungen, Fantasien und Träume gelang es ihm, emotional bedeutsame Beziehungserfahrungen zu mentalisieren. Er konnte die therapeutischen Gespräche nutzen, um sich selbst und andere besser zu verstehen und sich der existenziellen Aufgabe der Selbstverwirklichung zu stellen (e). Schließlich resümiert er: »Ich habe mich wiedergefunden, ja vielleicht mich überhaupt erst entdeckt.«

Nachdem ich Wolf um sein Einverständnis zur Veröffentlichung seiner Behandlungsgeschichte gebeten hatte, bat er darum, meine Ausführungen lesen zu dürfen. Ich willigte natürlich ein, hatte aber ein zwiespältiges Gefühl und fragte, ob er mit mir seine Einschätzung und Kritik besprechen wolle. Er willigte ein, und wir vereinbarten ein Gespräch eine Woche später. Ich war sehr erleichtert zu hören, dass er den Bericht gerne und mit Gewinn gelesen hatte. Er sei eigentlich dankbar, das lesen zu dürfen und meine Sichtweise kennenzulernen. Für ihn selbst war es wichtig und hilfreich, geradezu ein »Sahnehäubchen« auf unserer Therapie. Er hat sich »essenziell« verstanden gefühlt. Die Besprechung meines Berichts betrachtet Wolf als wesentlichen Teil seiner Therapie und möchte die Stunde deswegen auch bezahlen, was ich allerdings ablehne.

Manches in meinem Bericht hat ihn aber auch verwundert. So hatte er seine Träume und meine Interpretationen vollkommen vergessen. Das hieß aber nicht, dass sie unwichtig seien. Wir finden das Bild, dass Träume und Fantasien wie fliegende Fische aus dem Unbewussten aufsteigen, kurz sichtbar werden, um dann im Unbewussten weiterzuschwimmen. Wolf meint, dass es sehr bedeutsam sei, dass Therapeut*innen das im Strom der Stunden Gesagte aufbewahren. Da Wichtigste sei aber »ganz sein zu können, oder besser, erst werden zu können, wie man ist«.

Impulskontrollstörung mit schädlichem Gebrauch von Alkohol und Drogen

Eine Schülerin stürzt immer wieder ab und findet keinen Halt

»Mit Drogen kann man so leicht schlechten Stimmungen und Gedanken entfliehen. Der Preis ist halt, dass man nichts mehr auf die Reihe bekommt.«

Ein befreundeter Kinderpsychiater aus einer benachbarten Großstadt ruft mich entnervt an. Er hatte gerade eine heftige Auseinandersetzung mit einer jugendlichen Patientin. Es sei ihm noch nie passiert, dass er jemand wütend aus seiner Praxis verwiesen hat. Die Sache sei ihm »furchtbar peinlich« und er bittet mich, dass ich mich dieser »schwierigen« Patientin – ich nenne sie Christine – annehme.

Christine erscheint drei Tage nach der Auseinandersetzung mit ihrem Kinderpsychiater pünktlich zum Gespräch. Sie wirkt zunächst »lammfromm«, als hätte sie etwas gut zu machen. Sie erzählt von ihrer Lustlosigkeit, in die Schule zu gehen. Alles sei langweilig und uninteressant, die Mitschüler*innen und besonders die Lehrer*innen seien blöd. Aber auch sonst habe sie zu nichts Lust. Ich versuche, irgendeinen Anknüpfungspunkt zu finden und frage, ob sie nicht irgendetwas Spannendes finde, z. B. irgendeine Musik, Lesen oder körperliche Bewegung. Sie lehnt ab, die beständigen Ratschläge gingen ihr auf die Nerven, Sport hasse sie und Lesen gehe gar nicht. Ich frage hartnäckig nach und vermute, dass es angesichts der Tatsache, dass sie seit Jahren ein Gymnasium besuche, doch irgendwann einmal auch etwas Interessantes gegeben haben muss. Sie antwortet mit schnellem Atem, Zittern, Unruhe und Widerwillen. Ich habe den Eindruck, dass sie binnen Sekunden in einen Erregungszustand gerät und ich sie nicht mehr erreichen kann.

Einigermaßen besorgt versuche ich sie durch gutes Zureden zu beruhigen. Letztlich bin ich überrascht von mir selbst, dass ich sie ungewohnt energisch ermahne, sich ihrer diffusen Erregung nicht einfach auszuliefern.

Christine kann sich daraufhin etwas besser kontrollieren, um aber bald wieder »abzudriften«. Ich versuche sie im Kontakt zu halten und schlage ihr eine Atemübung vor, die sie widerwillig annimmt. Zuerst findet sie es unangenehm aufzustehen. Nach einer Weile kann sie sich etwas entspannen, den Boden unter ihren Füßen bewusst wahrnehmen und ihren Atem spüren. Am Ende der Sitzung erläutere ich ihr einige Achtsamkeitsübungen, die sie zu Hause ausprobieren könne.

Die nächste Sitzung verläuft ähnlich. Christine versucht mich zu überzeugen, dass alles keinen Sinn habe, sie nicht klar denken könne und mir auch nichts Zusammenhängendes erzählen könne. Dabei spüre ich jedoch auch eine anhängliche Seite und einen sanfteren Unterton, den ich mir angesichts ihres provokanten Auftretens kaum erklären kann. Sie schildert widerwillig ihre chaotische Alltagsgestaltung und ihr komplettes Desinteresse. Alles sei langweilig und sie könne sowieso nichts behalten. Sie ist fest entschlossen, die Schule zu verlassen: »Ich sehe im Unterricht keinerlei Sinn.« Sie rauche Marihuana schon vor dem Frühstück und abends komme sie ohne einen »Bong-Kopf gar nicht runter«. Dann sei sie wenigstens ruhig und fühle sich benommen: »Mit Drogen kann man so leicht schlechten Stimmungen und Gedanken entfliehen. Der Preis ist halt, dass man nichts mehr auf die Reihe bekommt.« Ob sie Ideen habe, warum sie sich so massiv selbst schädige? »Keine Ahnung.« Meine mir selbst hilflos erscheinenden Verhaltensratschläge nimmt sie mit gelassenem Desinteresse auf: »Das habe ich alles schon einmal während meiner DBT gehört.« Etwas scheint jedoch anders zu sein, denn Christine ist dankbar, dass ich ihr anbiete, einmal in der Woche einen Termin wahrzunehmen, um zu schauen, wie weit wir beide kommen.

Natürlich habe ich mich während der ersten Sitzungen nach ihrer Lebensgeschichte erkundigt. Ich konnte jedoch keine psychodynamische Hypothese und kein Störungsmodell entwickeln, abgesehen davon, dass ich eine psychotische oder schwer depressive Störung ausschließen konnte. Mein Denken schien mir mitunter ähnlich benebelt wie dasjenige von Christine. Im Nachhinein wird mir deutlich, dass ich mich hinter meiner professionellen Gelassenheit irgendwie herausgefordert, angezogen, abgestoßen und verwirrt gefühlt haben muss. Möglicherweise hat dies eine unbewusste ästhetische Verbindung ermöglicht, die auch Christine gespürt und zu einer Therapie motiviert hat. Erst sehr viel später wurde mir anhand eigener Erinnerungen und Fantasien klar, was zwei Menschen von so unterschiedlichem Alter und so unterschiedlichen Lebensumständen verbindet.

Nachdem sich Christine, durch die regelmäßigen Termine und Verhaltensratschläge unterstützt, etwas stabilisiert hat, können wir gelassener miteinander reden. Sie hat sich von mir überreden lassen, ihre Schullektüre *Steppenwolf* in die Hand zu nehmen. Das sei natürlich alles langweilig und uninteressant, aber diese wechselhaften Stimmungen von Harry Haller hätten sie beschäftigt. Ich selbst empfinde eine gewisse Genugtuung, dass es Christine zunehmend gelingt, wenn auch indirekt, Gefühlen und Erregungen eine Sprache zu geben. Dies scheint sie weiter zu stabilisieren und sie erzählt erstmals einen Traum: »Ich bin mit Freundinnen und verschiedenen anderen Leuten zusammen. Alle konsumieren Drogen. Jemand flüstert mir ins Ohr: ›My love is your addiction.‹ Ich kann mich nicht bewegen, möchte weglaufen.« Wir verstehen den Traum als Ausdruck ihres Wunsches, sich aus dem Drogenmilieu zu lösen. Aber dann würde sie alle ihre Freund*innen verlieren.

Die Stunden beginnt sie immer mit Schilderungen von Stress in der Schule, Erschöpfung und Übelkeit sowie Kreislaufproblemen. Trotz dieser Beschwerdeschilderungen ermutige ich sie, ihre Alltagsstruktur mit regelmäßigen Bewegungseinheiten beizubehalten. Dies mag sie überhaupt nicht. Spazierengehen sei langweilig, Ballsportarten blöd und überhaupt lehne sie ihren Körper ab. Sie möchte ihn am liebsten überhaupt nicht spüren. Nur mit Rauchen und Cannabis werde es erträglich und Sex sei nur mit Alkohol möglich. Wenn die Patientin ihre Drogen- und Alkoholexzesse schildert, wirkt sie wie eine ältere, sehr erfahrene Frau, die in einem Kinderkörper steckt.

Tatsächlich spricht sie mit mir auf Augenhöhe zunehmend über professionelle psychologische Themen, interessiert und kompetent, um dann bei kleinsten Missverständnissen trotzig verzweifelt zu werden, überschnell zu atmen, zu zittern und wie ein noch sehr kleines Kind ein »Ich halte das alles nicht mehr aus« wimmernd hervorzustoßen. Den schnellen Wechsel zwischen kleinkindhaftem Erleben und souveränem Erwachsensein illustriert ein Traum: »Ich habe meine Psychologielehrerin geheiratet, aber weiterhin in Polyamorie gelebt. Mit meinem Freund habe ich Oralverkehr gehabt und mich nach meiner Mutter gesehnt.« Christine ist der Traum zunächst sehr unangenehm, bis sie versteht, wie sehr sie sich ihre schulisch-berufliche Weiterentwicklung wünscht und gleichzeitig von einem »diffusen Lust-Nebel« angezogen wird.

Der psychodynamische Prozess vertieft sich. Christine verbindet die Ablehnung ihres Körpers, besonders ihrer weiblichen Rundungen, mit der

Art und Weise, wie ihre Mutter ihren eigenen Körper betrachtete. Auch ihre Mutter hat sich immer zu dick gefühlt, sich in sich selbst nicht wohl gefühlt und Angst gehabt, »in Erscheinung zu treten«. Während Christine sich selbst und ihrer Lebensgeschichte näherkommt, wird sie in ihrem Sozialverhalten achtsamer und auch gegenüber flüchtigen Beziehungen vorsichtiger. Sie träumt: »Ich bin mit einem Lehrer zusammen, der hat mich geküsst.« Ein anderer Mann sagt, sie solle sich doch noch etwas Zeit lassen. Christine scheint auch in diesem Traum ihre Sehnsüchte nach einer erwachsenen Beziehung zu illustrieren, der ihre kindlichen Verschmelzungswünsche entgegenstehen. Sie spürt zunehmend, wie sehr sie sich interessante und verantwortungsvolle Tätigkeiten wünscht. Dem steht aber das in ihr trotzig aufstampfende Kind entgegen, das »immer alles gleich haben will«.

Die verbesserte Selbstwahrnehmung Christines – auch ihrer »Einbrüche« – führt dazu, dass sie sich selber besser annehmen kann. Nach etwa einem Jahr mit einer Behandlungsfrequenz von einer Stunde alle ein bis zwei Wochen ist eine große Veränderung eingetreten. Sie hat in der Schule wieder Anschluss gefunden und kann einige Fächer, z. B. Biologie, Psychologie und »sogar Mathematik« interessant finden. »Lesen kann ich aber bis heute nicht, ich kann's einfach nicht.« Sie fühlt sich gequält von E. T. A. Hoffmanns »Der goldne Topf«, ich bemerke jedoch ein Aufblitzen ihrer Augen, als ich ihr erzähle, dass Hoffmann anhand des Studenten Anselmus alkohol- und drogeninduzierte Wahrnehmungsverzerrungen geschildert hat. Für die diesbezügliche Klassenarbeit erhält sie 13 Punkte – »das hätte ich nie gedacht«.

Christine erwähnt kleinere, aber doch auf die Dauer zermürbende Streitereien mit ihrer Mutter. Ihr Vater hält sich da gerne raus und ihre Schwester macht »sowieso ihr Ding«. Christine erzählt auch von ihrem Freund, den sie einerseits liebt, aber dessen »Rumhängen« auf Dauer nervt. Sie konsumiert zwar selbst noch gelegentlich Cannabis, aber kann es immer weniger ertragen, wenn ihr Freund durch seinen schädlichen Gebrauch nichts auf die Reihe bringt. Die Schule hat er längst abgebrochen, an eine Lehrstelle denkt er nicht und schiebt auch ein soziales Jahr auf die lange Bank. Nachdem sich bei ihm eine Drogen-Psychose entwickelt hat, entschließt sie sich, Cannabis »abrupt abzusetzen«.

In den nächsten Sitzungen dominiert ihre Sorge um ihren Freund und sie wirkt bedrückt über seine Entwicklung. Während sie sich damit auseinandersetzt, wirkt sie im Gespräch offener und zugewandter. Sie erzählt über die schulische Lektüre und zeigt sich erfreut, dass sie durch den Verzicht auf Cannabis alles wieder besser behalten kann. Ich unterstütze sie durch direkte Verhaltensratschläge in ihrem schulischen Fortkommen. Zunehmend lässt sie sich auch auf inhaltliche Gespräche ein und erzählt mir von ihrem Interesse an der Psychologie. Als Referat hat sie sich mit Freuds Schrift »Das Unheimliche« beschäftigt. Irgendwie habe sie dies fasziniert. Sie habe das Gefühl, nicht alles zu verstehen, aber interessant sei das doch. In diesem Zusammenhang erzählt sie einen Traum: »Ich werde von einem Lehrer geküsst … Später war mein Freund dabei, als ich ihn mit jemand anderem betrogen habe …«

Christine kann mittlerweile ihre Träume als Geschichten nutzen, um ihre Erlebnisse und Gefühle zu verarbeiten. Dieser Traum zeigt ihr z. B., dass sie sich von ihrem Freund befreien möchte, dabei aber die Versuchung spüre, dies durch sexuelle Nebenbeziehungen bewerkstelligen zu können. Vielleicht sehne sie sich auch nach einem »guten Lehrer«, zu dem sie eine kreative Beziehung ohne Sex aufbauen könne. Während Christine solche Überlegungen anstellt, habe ich das Gefühl, dass sie jetzt in der Therapie angekommen ist und sich auch produktiv mit ihrer Biografie beschäftigen kann. Zunächst tritt ihr vor Augen, dass sie als Kind immer sehr wild und trotzig war. Sie kann sich bildhaft daran erinnern, wie sie schon als Kleinkind bei jeder Kleinigkeit ausgeflippt ist. »Damit habe ich immer alles erreicht, was ich wollte. Aber was wollte ich?« Ihre Mutter konnte ihr keine Grenzen setzen, war immer sehr unsicher, mitunter auch verzweifelt.

Die Unsicherheit und gelegentliche Hilflosigkeit ihrer Mutter erklärt sie sich mit deren Aufwachsen in sehr prekären Familienverhältnissen. Sie muss sich in ihrer frühen Zeit als ungewünscht erlebt haben und war peinlich darauf bedacht, keine Fehler zu machen. »Mutter konnte einfach nichts machen, wenn ich ausgerastet bin, rumgeschrien habe und mich auf den Boden geworfen und auch noch um mich geschlagen habe, wenn ich etwas erreichen wollte.« Christine selbst verbindet diese Erinnerungen mit starken Schamgefühlen. Es ist ihr auch jetzt peinlich, darüber zu sprechen: »Meine Kindheitserinnerungen sind immer mit Scham verbunden.«

Im Kindergarten sei sie gelegentlich »negativ aufgefallen«: Mit drei bis vier Jahren habe sie aus Versehen einem Jungen mit einem Bleistift in die Hand gestochen, sodass er blutete. Im Schwimmbad habe sie einen Kindergartenfreund mit einem Stock getroffen, mit dem gleichen Ergebnis. In der Grundschule habe sie »wegen allem geweint«. Sie sei leicht zu irritieren gewesen, sehr empfindsam, insbesondere, wenn sie etwas nicht einordnen konnte. In dieser Zeit begann sie sich abzulehnen. Sie habe sich zu dick gefühlt und permanent ihr Gewicht verglichen. Mit sechs und sieben Jahren habe sie 25–27 kg gewogen und sei überzeugt gewesen, dass das »furchtbar viel« gewesen sei, »mindestens ein Kilo zu viel«.

In der Pubertät habe sie als erstes Mädchen aus ihrer Klasse weibliche Formen entwickelt, das sei ganz grauenhaft gewesen. In der dritten Klasse hätten alle gewusst, dass ihr langsam Brüste wuchsen. Sie kann sich erinnern, dass sie »gezittert hat vor Scham«, insbesondere, nachdem sie auch entdeckt hat, dass sie rundliche Schenkel hatte. Ihrer Mutter hätte sie gestanden, dass sie sich zu dick fühle und abnehmen müsse, und diese habe ihre Selbstablehnung noch verstärkt als sie sagte: »Ja, langsam musst du aufpassen.« Sie könne sich vorstellen, dass ihre Mutter ähnliche Probleme hatte. Sie selbst empfindet bis heute Nacktsein beschämend, »ich lehne meinen Körper zutiefst ab«.

Insgesamt sei ihre Pubertät »scheußlich« gewesen. Sie brauchte als Erste einen BH und war bekannt als »Christine, das Busenwunder«. In dieser Zeit begann Christine sich zu piercen. Es gab ständig Streit mit der Mutter, weil »ich mir irgendwo wieder ein Loch durch den Körper geschossen habe«. Die Beziehung zum Vater sei neutraler, der gehe mit seinem Körper unbefangen um. Auch mit ihrer Schwester habe sie wenig Gemeinsamkeiten. Diese sei schon früh eigene Wege gegangen und auch im Haus sei man ziemlich getrennt voneinander aufgewachsen. Sie erinnere sich zum Beispiel, dass sie sehr früh ein eigenes Bad hatte.

Während Christine sich ein zusammenhängendes Bild ihrer Lebensgeschichte, ihrer Beziehungen und ihres Selbst erarbeitet, wird sie in ihrer alltäglichen Lebensgestaltung organisierter und zielgerichteter. Sie ironisiert zwar meine wiederholten Ratschläge, auf die für sie notwendigen Arbeitsrhythmen zu achten und ihre Freizeit bewusst zu gestalten. Aber am Rande erwähnt sie verschämt, dass sie dadurch in der Schule jetzt sehr gute Leistungen erreicht und dass das sogar zufriedener macht. Ihr weiterhin täglich Marihuana rauchender Freund wünscht sich, dass sie doch nicht alles so ernst nehmen solle und stört sich an ihren Leistungen. Christine befürchtet, dass sie seinen ständig unzufriedenen und richtungslosen Lebensstil nicht mehr ertragen kann und sich trennen muss. Sie mag ihren Freund sehr, kann aber seine Verwahrlosung nicht mitansehen. Sie müsste schon selbst wieder Cannabis konsumieren, die Schule vernachlässigen und auch ihren Wunsch, einmal zu studieren, aufgeben, um mit ihm zusammenzubleiben.

In den Stunden beschäftigt Christine sich mit ihren aktuellen Aufgaben, ihren Beziehungen, aber auch immer wieder mit ihrer Vergangenheit. Besonders gegen ihre Dünnhäutigkeit und Durchlässigkeit wolle sie sich dauerhaft schützen. Ihre »vegetative Labilität« zeigt sich auch im körperlichen Bereich. Gelegentliche Migräneanfälle machen ihr seit der Kindheit zu schaffen, aber diese hätten sich deutlich gebessert. Sie führt dies einerseits auf ihre zunehmende psychosomatische Stabilität zurück, andererseits auch auf die Medikation mit einer kleinen Dosis von Doxepin (20 mg täglich). Dieses vorwiegend als Antidepressivum eingesetzte Medikament war bei ihr auch gegen den Suchtdruck in der Phase der Cannabis-Reduktion wirksam.

Christine hat ein Praktikum in einer sozialen Einrichtung absolviert und entscheidet sich, Biologie zu studieren. Sie hat zwar Angst vor dem Numerus clausus, aber ihre Leistungen in der Schule werden immer besser. In den Behandlungsstunden setzt sie sich weiterhin mit ihren starken Stimmungsschwankungen auseinander und findet im *Steppenwolf* von Hermann Hesse einen Ausdruck für die existenzielle Polarität. Wir können zunehmend über solche Themen sprechen und ich habe das Gefühl, dass Christine durch Lesen und Nachdenken sich selbst besser findet.

Wie ein steinernes Fundament beschäftigt sie ihr Hass auf den eigenen Körper. Deswegen will sie sich auch in sexuellen Begegnungen ungerne nackt zeigen. Wegen ihrer Weiterentwicklung und Trennungsabsichten von ihrem Freund hat sie ein schlechtes Gewissen. Sie träumt: »Ich bin bei meinem Freund und wir essen Pizza. Eine Lehrerin kommt dazu und ist vollkommen betrunken. Dann steige ich in ein Taxi und der Fahrer bringt mich zu einer anderen Party, wo ich in Anwesenheit meines Freundes einen attraktiven Mann treffe. Dann streite ich mich mit einer Freundin.« Christine beschäftigt sich anlässlich dieses Traums mit der Trennung von ihrem Freund und ihren zukünftigen Lebensperspektiven. Sie traut sich kaum, positive Wünsche und Hoffnungen zu formulieren. Wahrscheinlich kommen doch wieder »Einbrüche«. Damit meint sie nicht nur ihre eigene Instabilität, sondern auch ihre Reizoffenheit, die sie zum Beispiel gegenüber einem sexuell bedrängenden Freund erlebt.

Angesichts der aktuellen Beziehungskonflikte regt sich im Hintergrund immer wieder die Schamproblematik ihrer Mutter. Ich frage mich, ob hinter Christines Störungen, neben einer möglicherweise genetisch bedingten Hypersensibilität, auch transgenerationale Konflikte, in die besonders ihre Mutter verstrickt ist, stehen. Nach wie vor bespreche ich mit Christine jedoch auch, wie sie ihr Verhalten produktiver und auch zufriedener gestalten kann. Ich verstärke ihr wachsendes Interesse an wissenschaftlichen Themen und spüre, wie sie das Denken als wichtige Ressource auch bei emotionalen Turbulenzen einsetzen kann. Nachdenken entfernt sie nicht von ihren Gefühlen, sondern führt zu einer besseren Selbstwahrnehmung. Mittlerweile hat sie darin die zu ihr passende Achtsamkeitsübung entdeckt. Sie nimmt meine Ratschläge, wie sie konzentrierter ihre eigenen Ideen verfolgen kann, mittlerweile gerne an, gibt nur zu schnell auf. Es erscheint ihr plausibel, dass gute Ideen erst fruchtbar werden, wenn man sie geduldig ausarbeitet. Und dass der kreative Funke auch nur das entzünden kann, was neuronal gespeichert ist. D. h., verinnerlichtes Wissen ist eine Voraussetzung für neue und originelle Gedanken und Produkte.

Christine verwickelt mich gerne in theoretische Überlegungen, unterschwellig spielt sich der therapeutische Prozess aber auch auf einer anderen Ebene ab. Besonders plastisch sichtbar wird dies an einem schmerzhaften Ereignis. In der Trennungsphase hat Christine noch einmal Sex mit ihrem Freund und wird schwanger. Nach dem sie mir dies mitgeteilt hat, träume ich selbst: »Meine Mutter oder vielleicht sogar eine frühere Freundin hat eine Fehlgeburt. Ich finde dies ganz schrecklich und versuche zu helfen.« Dieser Gegenübertragungstraum, also eine Reaktion auf einen Konflikt der Patientin, bringt natürlich, wie alle anderen Träume, unterschiedliche Themen zur Darstellung. Mir sagt er, dass ich mit Christine nicht nur rationale Gespräche führe, sondern unbewusst mit ihr auf komplexe Weise verbunden bin. Mir fällt die klassische Verstehenskunst ein, die man im alten Griechenland Mäeutik, d. h. Hebammenkunst nannte. Vielleicht kommt auch ein tieferes emotionales Verstehen von Christine durch einen unbewussten Austausch von Gefühlen und ihrer Verarbeitung zustande. Manchmal denke ich, dass dieser unbewusste emotionale Austausch nur durch eine intensive Psychoanalyse zu verstehen wäre. Christine lehnt aber die Idee, vielleicht mit einer jüngeren Psychoanalytikerin eine vertiefende Behandlung anzuschließen, vehement ab.

Schließlich erleidet Christine eine Fehlgeburt. Sie nimmt dies erleichtert auf, denn sie fühlt sich noch nicht reif für ein Kind und hatte Angst, dieses durch einen Rückfall in Alkohol- und Drogenkonsum zu schädigen. Auch möchte sie die Beziehung zu ihrem Freund auf keinen Fall fortsetzen. Dies werde ihr immer deutlicher, wenn sie zur Ruhe komme und ihre Gedanken auf Reise schicken könne. Ich habe mittlerweile das Gefühl, dass unsere Gespräche für Christine einen Resonanzboden darstellen, der viele unbewusste Verknüpfungen ermöglicht. Mit anderen Worten: Die Therapie mit Christine enthält, auf dem Boden einer achtsam anerkennenden Beziehung, sowohl kognitiv-verhaltenstherapeutische als auch psychodynamisch-psychoanalytische Elemente. Sie ermöglicht Christine mehr persönliche Kreativität, d. h. die Entdeckung neuer und nützlicher (Selbst-) Wahrnehmungen und Ideen.

Nach 50 Sitzungen nähert sich unsere Therapie dem Ende, weil Christine Heidelberg verlassen will, um in England Biologie zu studieren. Ihr Abitur war ausgezeichnet und sie hätte auch Psychologie wählen können. »Jetzt habe ich mich aber für etwas Handfestes entschieden.« Wir resümieren den bisherigen Therapieverlauf und Christine blickt noch einmal zurück. Sie überlegt, warum die körperlichen Veränderungen während ihrer für sie zu frühen Pubertät so schwierig waren. Es sei doch eine große Aufgabe, in seinen sich verändernden Körper psychisch hineinzuwachsen. Wir entwickeln die Idee, dass ihre frühe sexuelle Entwicklung wie ein Trauma in ihr kindliches Ich eingebrochen ist.

Diese Schwierigkeiten hätten wohl dazu geführt, dass sie sich »Löcher in den Körper geschossen habe« und sich mit Marihuana betäubt habe. Alles andere wurde plötzlich sinnlos, z. B. die Schule. Sie sei oft gar nicht hingegangen, habe Unterschriften gefälscht. Bis zur neunten Klasse habe sie immer sehr gute Noten gehabt, dabei nie lernen müssen, und sei immer »gut durchgerutscht«. Sie habe auch ganz gern Sport getrieben. All dies wurde uninteressant. Mit 14/15 habe sie das erste Mal eine Winterdepression entwickelt. Sie habe auch andere Aktivitäten, z. B. Tennisspielen, aufgegeben, als sie ihren ersten Freund kennenlernte. Zunächst habe die Beziehung ihr Auftrieb gegeben, aber nach ein paar Monaten habe sie sich getrennt, weil er es auch bei ihrer besten Freundin versucht hatte. Sie selbst sei aber auch »ein totales Arschloch« in der Beziehung gewesen.

Damals fing sie an, sich mit Essstörungen zu beschäftigen, hat sich mit »Keksen überfressen« und dann den »Finger in den Hals gesteckt«. Sie sei zwar nie übergewichtig gewesen, habe dennoch die Komplimente genossen, nachdem sie 10 kg abgenommen hatte. Ihren Heißhungerattacken habe sie aber nicht widerstehen können und die 10 kg bald »wieder draufgehabt«. Ihr Freund war auch nach der Trennung die einzige Bezugsperson und als der sich zurückzog, habe sie mit 16 »wahllos 40 bis 50 Tabletten Schmerzmittel und Antibiotika eingenommen«. Es ging ihr schlecht und sie habe ihre Eltern geweckt, sich länger mit ihrer Mutter unterhalten, die wollte dann wieder ins Bett, bis sie bewusstlos geworden sei. Sie sei auf der Intensivstation der Kinderklinik behandelt worden, habe einen Atemstillstand erlitten und es hätten sich auch andere lebensbedrohliche Komplikationen eingestellt. Letztlich habe sie sich aber körperlich wieder erholt.

Anschließend habe man mit ihr eine dialektisch-behaviorale Psychotherapie (DBT) für sechs Monate mit einer Einzelsitzung und einer Gruppensitzung wöchentlich durchgeführt. Ihre Schamgefühle hätten sich in dieser Zeit aber noch verstärkt und sie habe sich gar nicht mehr »rausgetraut« und sei auch nicht mehr in die Schule gegangen. An die Therapie könne sie sich wenig erinnern, nur an das Gefühl, dass sich nichts bewegt hat. Ihre Therapeutin sei »unfassbar süß« gewesen. Dennoch hatte sie den Eindruck, überhaupt nicht verstanden zu werden. Mit den in der DBT erlernten Skills habe sie überhaupt nichts anfangen können. So habe sie zum Beispiel das Kauen von Chili-Schoten, das Ammoniak-Riechen und das Lutschen von Brausetabletten, das man in Krisensituationen anwenden soll, »ziemlich blöd« gefunden. Auch, was Therapeut*innen in Einzel- und Gruppentherapien zur Achtsamkeit erzählt hätten, sei ihr »sonst wo vorbeigegangen«. Sie habe sich gefragt: »Was wollen die eigentlich von mir?«

Noch heute habe sie die schriftlichen Unterlagen zur DBT und es gebe eigentlich ganz gute Aspekte. Sie habe aber nie jemanden kennengelernt, dem das dauerhaft geholfen habe. In dieser Zeit habe sie aber neue Freundinnen kennengelernt und »wir waren eine tolle Truppe«. Vorher habe sie nur alle paar Wochen einen Joint geraucht und jetzt habe sie täglich Marihuana konsumiert und eine der Freundinnen habe sie auch zu Partys eingeladen, wo sie »ziemlich wahllos« synthetische Drogen »eingeworfen« habe. Sie habe sich dadurch zugehörig gefühlt und die Schule schließlich endgültig abgebrochen, nichts getan, rumgehangen, Stadt-Land-Fluss gespielt, »Scheiße gebaut und täglich gekifft«. Sie könne sich jetzt noch an keinen einzigen Tag erinnern, an dem sie in dieser Zeit nicht gekifft habe. Während der DBT habe sie dann eine berufsvorbereitende Bildungsmaßnahme besucht und war vollkommen unterfordert und konnte ohne jedes Problem dauerhaft kiffen.

Dann habe sie einen Typen kennengelernt und sich verliebt. Der hat sich dann aber bald getrennt und es sei ihr erstmals bewusst geworden, dass sie mit ihrem Cannabis- und Drogenkonsum Probleme habe. Sie sei in ein Loch gefallen, habe alle möglichen Substanzen gegen die Angst genommen und wieder mit ihrer alten Freundin kräftig weiter konsumiert.

Zuletzt sei ein Gespräch mit ihrem Kinderpsychiater eskaliert. Nach einer heftigen Auseinandersetzung habe er sie angeschrien: Wie sie sich nur so gehen lassen könne, sie lebe doch in so guten Verhältnissen und sie solle sich doch mal die schwer kranken Kinder im Wartezimmer anschauen. Sie sei tief betroffen gewesen, es sei ihr übel geworden, sie schäme sich noch heute und es kommen ihr die Tränen, wenn sie darüber erzählt. Besonders demütigend sei es für sie gewesen, an den im Wartezimmer wartenden Müttern vorbeizulaufen, die alles mitangehört hätten. Offensichtlich hat ihr Kinderpsychiater sich dann doch Sorgen gemacht und die Polizei bei ihr vorbeigeschickt, um sicherzugehen, dass sie sich nichts antat.

Zu ihren ersten Therapiesitzungen bei mir erinnert Christine: »Manchmal hätte ich Sie umbringen können.« Auf meine Frage – »Warum eigentlich?« – antwortet sie: »Man sagt doch, dass Therapeuten ihre eigenen Meinungen zurückhalten sollen. Sie haben ziemlich klar gesagt, was nicht geht, das hat mir eigentlich noch niemand gesagt. Das war ich nicht gewohnt, dass mir jemand solche Grenzen setzt.« Dennoch habe sie sich irgendwie respektiert gefühlt: »Sie hatten Vertrauen in mich und haben mich in die richtige Richtung geschubst. Als Sie mich zum Lesen anhielten, habe ich mir gedacht: ›Sie sind nicht ganz dicht. In meinem Umfeld liest niemand.‹« Dazu fällt ihr ein Traum ein: »Ich stehe oben auf einer Klippe. Es ist eine gefährliche Situation. Meine Drogenfreunde schauen zu, halten mich fest und ich kann nicht entkommen, obwohl ich inständig darum bitte. Die Jungs hatten ihren Spaß, ich bin in Panik geraten.« Sie fasst zusammen: »Sie haben mir wohl klar gemacht, dass das auf Dauer nicht wirklich lustig ist.«

Ich frage Christine rückblickend auf ihre Therapie, ob sie ihr geholfen habe. Auf einer Skala von null bis zehn würde sie das Gesamtergebnis mit neun bewerten, dasjenige ihrer damaligen DBT mit drei. Nachdem ich ihr das ABCDE-Modell geschildert habe, bewertet sie die Bedeutung der therapeutischen Beziehung (a) zu Beginn der Behandlung mit zwei und im weiteren Verlauf mit sieben. Verhaltensorientierte Überlegungen und Ratschläge (b) bewertet sie mit fünf, »die sind mir allerdings oft auf die Nerven gegangen«. Die kognitive Korrektur dysfunktionaler Meinungen und Einstellungen (c) bewertet sie mit acht. Insbesondere habe sie gelernt, ihr eigenes Denken zur Emotionsregulation einzusetzen und dazu auch Lernen und Lesen zu benutzen.

Die psychodynamisch-psychoanalytische Einsicht (d) in unbewusste Konflikte seien schwer einzuschätzen. Sie bewertet sie mit vier, aber vielleicht wirken diese Faktoren unbewusst nach: »Dafür, dass Sie Psychoanalytiker sind, haben Sie wenig in mir rumgebohrt.« Allerdings sei unterschwellig einiges aufgelöst worden. Den »Klippen-Traum« verstehen wir gemeinsam so, dass die Therapie ein Spielraum gewesen ist, in dem sie ihre Ängste und ihre Selbstablehnung sowie ihr selbstschädigendes Verhalten überwinden konnte. Dies leitet Christine zu existenziellen Themen wie Bindung, Leidenschaft und kreative Arbeit über (e). Sie bewertet deren Bedeutung mit sechs. Meine Hartnäckigkeit, ihr klar zu machen, dass Struktur und Freiheit, Disziplin und Spielfreude zwei Seiten der gleichen Medaille darstellten, fand sie »nervig« aber letztlich doch sehr wichtig: »Da waren Sie ziemlich unerbittlich.«

Psychotische Episoden

Ein Musiker sucht die Ekstase und landet im Chaos

»Wie kann ich zwischen faszinierender Erregung und schauerlichem Grauen navigieren?«

Berthold, ein 25-jähriger Musiker, ist nach einem langen Flug und einer anschließenden »rauschenden Partynacht« mit viel Alkohol »richtig ausgeklinkt«. Er musste rund fünf Monate in einer weit entfernten psychiatrischen Klinik behandelt werden. Die Behandlung hat ihm sehr geholfen, aber einen solchen »Horrortrip« möchte er nie wieder erleben. In der Klinik konnte er sich bald beruhigen, doch machte ihm seine innere Isolation zu schaffen. Unter den Medikamenten fühlte er sich wie »benebelt«, und die Diagnose »Schizophrenie« fand er erschreckend. Dieses Grauen möchte er nicht noch einmal durchmachen. Aber auch schon vorher hat er nach einer psychotherapeutischen Behandlung gesucht. Eine Kurztherapie hat er abgebrochen, weil ihm die Therapeutin sexuelle Angebote machte.

Berthold vermittelt einen ängstlichen und verzweifelten Eindruck. Daneben wirkt er aber auch etwas spöttisch und herablassend. Dennoch spüre ich eine gute Verbindung und es entsteht bald eine vertrauensvolle Atmosphäre. Die tieferen Ursachen unserer verständnisvollen Beziehung bleiben anfänglich natürlich unbewusst. Offensichtlich ist, dass Berthold eine Person sucht, die ihn stabilisiert und leitet. Er erwartet, dass ich ihm helfe, seine Verstimmungen zu bewältigen und chaotische Zustände zu vermeiden. Dabei spürt er, dass er selbst sein Verhalten ändern muss. Er möchte auch seine Gefühle besser verstehen. Ich selbst will natürlich meine professionelle Pflicht erfüllen, weiß aber, dass dies ohne Einfühlung und Verständnis nicht möglich ist. Daneben fühle ich mich herausgefordert, ihn auf dem Weg zu seiner kreativen Selbstverwirklichung zu begleiten.

In der therapeutischen Arbeit, unmittelbar nach seiner psychiatrischen Krankenhausbehandlung, versuchen wir zunächst seinen Lebensstil zu stabilisieren. Ich bin überrascht, wie bereitwillig dieser junge, sich nach Grenzüberschreitung sehnende Mann einfache Ratschläge zur Rhythmisierung seines Alltags annimmt. Wir vereinbaren eine klare Alltagsstruktur und wundern uns beide, wie sehr ihn dies ausgleicht und schützt: feste Arbeitszeiten, mittags eine halbe Stunde Joggen und abends Lesen bei leiser Hintergrundmusik. Nach wenigen Stunden meint Berthold, dass diese Ratschläge, die er zunächst wenig überzeugend fand, helfen, um »nicht überzukochen«. Wir nehmen uns auch die Zeit, unangemessene Überzeugungen zu klären.

Lange Zeit meinte er, dass man »ein bisschen daneben« sein müsse, um künstlerisch zu arbeiten. Dabei hat er schon in seiner frühsten Jugend erfahren, dass er durch Haschisch antriebslos wird. Dennoch konsumierte er lange Zeit diese Droge, weil er sich dadurch »anders« fühlte. Er wollte den »engen Grenzen des Alltags« entfliehen. Auf Partys konnte er sich oft mit großen Mengen von Alkohol »wegbeamen«. Dabei ist ihm schon länger klar, dass er künstlerisch nur arbeiten kann, wenn er »absolut nüchtern« ist. Bewusst hielt er sich von »harten Drogen« fern, nachdem er gesehen hatte, wie negativ sich diese bei Freund*innen und Bekannten auswirkten.

Wenn er sich disziplinieren kann, komponiert er kleine Klavierstücke, die auch an der Akademie anerkannt werden. Die Arbeitsphasen sind nach seinem Geschmack aber zu kurz. Es fällt ihm schwer, seine Pläne mit Geduld zu verwirklichen. Der Versuchung, mit Cannabis und Alkohol vor der künstlerischen Arbeit zu fliehen, kann er jedoch aus eigener Einsicht widerstehen. Er entdeckt, wie wichtig Disziplin und klare Strukturen für seine Arbeit sind. Nietzsche sagte einmal: »Man muss noch Chaos in sich haben, um einen tanzenden Stern zu gebären.« Aber wie viel Chaos ist schöpferisch und wann schlägt es in unproduktive Verwirrung um? Berthold lernt, bewusster das Gleichgewicht zwischen Ordnung, ohne die er nicht arbeiten kann, und Chaos, ohne das ihm nichts einfällt, zu gestalten.

Bei familiären Auseinandersetzungen geht es immer »hoch her«. Manchmal fühlt er sich deprimiert, manchmal verwirrt, und oft sucht er einfach das Weite. Ich rate ihm in der ersten Zeit nach seinem Klinikaufenthalt, aufwühlende Gespräche zu vermeiden. In den therapeutischen Sitzungen nutzt er den Freiraum, um sich darüber klar zu werden, was zwischen den Familienmitgliedern »eigentlich läuft«. Wir versuchen auch sonstige Beziehungen, besonders mit Frauen, die ihn immer wieder durcheinanderbringen, zu klären. Er sehnt sich nach einer Liebesbeziehung und fürchtet gleichzeitig die Nähe. Während der Behandlung verliebt er sich in eine weit entfernt lebende junge Frau. Leidenschaftliche Begegnungen werden ihm jedoch schnell zu viel und er befürchtet, die Kontrolle zu verlieren: »Wenn ich einer Frau nahekomme, spüre ich mich gar nicht mehr. Meine Gedanken beginnen zu kreisen, ich kann sie nicht mehr steuern.« Dementsprechend erarbeiten wir weitere Alltagsrituale, um verwirrende Situationen zu vermeiden. Gemeinsam spielen wir seine Beziehungen durch, um seine Verletzbarkeit besser zu verstehen. Wir erarbeiten Verhaltensweisen, mit denen er sich besser gegen gefährdende Erlebnisse schützen kann. Die verordneten Medikamente nimmt er mit gemischten Gefühlen. Er bemerkt, dass sie ihn einerseits abschirmen und andererseits abstumpfen. Wir beginnen entgegen der Leitlinien nach wenigen Wochen mit der Reduktion der Psychopharmaka, weil er das Gefühl, umnebelt und energielos zu sein, nicht länger ertragen will.

Während dieser Zeit beginnen wir, uns mit seiner Biografie näher zu beschäftigen. Seine Mutter war eine ambitionierte Ärztin, die sich hohe Ziele gesteckt hatte. Die Schwangerschaft mit ihm war bedrohlich, und nach der Geburt litt sie über mehrere Jahre unter einer schweren Depression. Eigentlich ist sie nie wieder gesund geworden. Bis heute schmerzt es sie, dass sie ihre beruflichen Pläne nicht verwirklichen konnte. Sein Vater ist Musiker und hat sich immer aus dem »Familienmüll« herausgehalten. Er scheint sich sehr um die Familie zu kümmern und wirkt dennoch in Bertholds Schilderung eigentümlich blass. Das Bild einer überbordenden Mutter und raumgreifender Geschwister dominiert Bertholds Innenleben. In seinen frühesten Erinnerungen ist »alles irgendwie unheimlich«. Das erste Erlebnis, an das er sich erinnern kann, fand zwischen dem zweiten und dritten Lebensjahr statt: Er kletterte aus seinem Krabbelbett, um zur Zwillingsschwester hinüberzusteigen. Bei diesem Versuch stürzte er und brach sich den Unterarm. Seit seinem fünften Lebensjahr hielt er abends nach der Gutenachtgeschichte die Hand seiner Schwester. Während des Einschlafens haben sie sich gemeinsam ausgemalt, wie es wäre, tot zu sein. Oft stellten sie sich vor, sich auf die nahen Bahngleise zu legen.

In seiner Pubertät wurde ihm bewusst, dass er sich eigentlich nicht freuen konnte: »Ich war immer bedrückt, wusste aber nicht, was mich quält.« Oft konnte er seine Verstimmungen überspielen, aber zeitweise waren diese so stark, dass er an Selbstmord dachte. Auch seine aggressiven

Impulse konnte er oft nicht beherrschen. Dies führte immer wieder zum Abbruch von Freundschaften und Ärger mit Lehrer*innen: »Ich war ein richtig böser Bube, habe die Lehrer zur Weißglut gebracht.« Weil er zwischen seinem 16. und 18. Lebensjahr regelmäßig Haschisch rauchte, wurde er mager und sah sehr bleich aus. Man gab ihm den Spitznamen »der Tod«. Er hat keine Ahnung, warum er sich selbst so schädigte und auch zu anderen so hässlich werden konnte. Bis heute kann er nicht verstehen, warum er zuweilen seine Freundinnen, auch wenn er verliebt ist, durch Arroganz und Zynismus verletzt. Schon bei kleinen Unstimmigkeiten fühlt er sich gekränkt.

Im Studium fand Berthold große Anerkennung. Er traf immer wieder auf Professor*innen, die ihn förderten, und die Aufnahme in eine Stiftung für Hochbegabte gab ihm großen Auftrieb. Er hat aber auch ein schlechtes Gewissen, weil er glaubt, diese Unterstützung eigentlich nicht zu verdienen. Für eine Therapie hat er sich entschieden, nachdem seine Zwillingsschwester sich das Leben nehmen wollte und im letzten Moment gerettet wurde.

Nach den ersten Behandlungswochen, in denen wir uns auf sein Verhalten regulierende Maßnahmen konzentrierten, drängten sich Bertholds narzisstische Konflikte in den Vordergrund. Er erinnert sich, wie er sich von seinen Selbstwertproblemen mit Drogen zu befreien suchte. Angesichts der »langweiligen Bindungen« an seine Eltern und »blödsinnigen Freundschaften« bekam er das »große Kotzen« und wollte nur weit weg. Er träumt in diesem Zusammenhang: »Ich bin in einem Einkaufszentrum, alles glitzert und alles gehört mir. Eine schillernde Frau taucht auf und lächelt mir anziehend zu. Sie bietet mir eine Droge an und ich verfange mich in ihren Blicken. Ich bin fasziniert und erregt. Dann gerate ich in einen Irrgarten. Alles wird grell und verwirrend, ich weiß nicht mehr, wo ich bin und verliere den Verstand. Beim Aufwachen schaue ich mich in meinem Zimmer um und denke, wie banal doch alles ist.« Berthold fällt zu dem Traum ein, dass er seinen Alltag oft als langweilig erlebt. Wir entdecken, dass er durch schillernde Fantasien seine Grenzen überschreiten kann. Dadurch ist er jedoch gefährdet, die Kontrolle über seine Gefühle und Einfälle zu verlieren. Kreativ ist nicht nur, Neues und Faszinierendes zu entdecken, sondern auch das Brauchbare auszuwählen und geduldig zu bearbeiten.

Nach einigen Wochen erzählt er einen weiteren Traum: »Es ist Krieg und ich rauche mit Freunden Marihuana. Wir bekommen überhaupt nichts mit, bis ich erschreckt nach meiner Familie suche. Die liegen alle in einem großen Bett – Eltern und Geschwister – und verstecken sich ganz hilflos. Irgendwie müsste ich dafür sorgen, dass sie überleben.« Berthold verbindet mit dem Traum sein inneres Chaos, das ihn davon abhält, sich um andere zu kümmern. Er spürt, wie er peinliche Erinnerungen an wichtige Personen auslöscht. Damit gehen ihm aber auch innere Begleiter verloren. Die Abspaltung von Gefühlen, Gedanken und Beziehungserfahrungen hinterlässt Schuldgefühle. Diese können so quälend sein, dass er zum Beispiel in Alkoholexzessen bessere Gefühle sucht. Durch seine Träume kommt Berthold mit wichtigen Empfindungen und abgespaltenen Erlebnissen in Berührung. Er findet darin einen Ausdruck für viele Erfahrungen und kommt zu Einsichten, die ihm sonst verborgen bleiben: »Träume sind interessante Kommentare zu mir und meinen Beziehungen.«

Er freut sich, dass er durch die Therapie sein Leben besser in die Hand bekommt und träumt: »Ich studiere und besuche verschiedene Seminare. Im Vorlesungssaal halte ich einen kleinen Drachen mit Flügeln und einem langen Schwanz in der Hand. Er wird immer größer, aber ich kann ihn noch kontrollieren.« Er bearbeitet anhand dieses Traums seine Sehnsucht, etwas Großes zustande zu bringen, ohne dabei vernichtet zu werden. Gleichzeitig drängen sich sexuelle Themen in den Vordergrund. Auch hier ringt er mit Größenideen und Minderwertigkeitsgefühlen. Während er sich mit seiner Sexualität auseinandersetzt, verliebt er sich in eine Kommilitonin.

Nach sechsmonatiger Behandlung kann Berthold ohne Einschränkungen für sein Studium arbeiten. Er kann die vorgeschlagenen klaren Arbeitsstrukturen akzeptieren und spürt, dass er diesen Halt braucht. Wir können die hochpotenten neuroleptischen Medikamente ganz absetzen. Zur »Sicherheit« nimmt er weiterhin eine kleine Dosis eines schwachpotenten Neuroleptikums. Er ist froh, dadurch seinen Körper wieder besser zu spüren, nicht so eingemauert zu sein und die medikamentenbedingte Gewichtszunahme wieder abzubauen: »Ich habe mich wie ein Behinderter gefühlt.« Er hofft auf eine künstlerische Weiterentwicklung und träumt: »In meinem Zimmer befinden sich Eier von exotischen Vögeln. Irgendwie bin ich verpflichtet, diese auszubrüten. Zunächst will ich das nicht, dann nehme ich mir aber die Zeit – es ist langweilig und anstrengend – aber dann schlüpft ein schöner Vogel aus dem Ei.« Im Gegensatz zu solcherart plastischer Traumbildung ist die psychotherapeutische Alltagsarbeit anstrengend. Es ist mühevoll, in kleinen Schritten Bertholds narzisstische

Größenideen in konkrete künstlerische Arbeit zu transformieren. Er spielt wieder regelmäßig Klavier. Dadurch verbessert sich sein Kohärenzgefühl und sein Selbstvertrauen wächst.

Zunehmend problematisiert er seine Frauenbeziehungen: Es gelingt ihm leicht, Kontakt zu finden, doch verliert er rasch das Interesse, insbesondere, wenn es zu einem sexuellen Kontakt gekommen ist. So wirbt er während drei Monaten intensiv um eine 22-Jährige, die sich ihm jedoch verweigert. Nachdem sie miteinander geschlafen haben, verliert sie jeden Reiz für ihn. Er kann das selbst nicht verstehen, weil sie sehr zärtlich und liebevoll ist. Er hat das Gefühl, sich in ihr zu verlieren und sich nicht richtig zu spüren. In diesem Zusammenhang überreicht mir Berthold eine Zeichnung, die er als Vierjähriger angefertigt hat: Eine riesige mit einer hellblauen Hose und einem intensiv roten Pullover bekleidete Frau greift nach einem ganz kleinen Jungen. Er meint, dass diese Zeichnung die Beziehung zu seiner Mutter treffend darstellt. Eine grüne Sprechblase aus seinem Mund, in die »Mama« eingeschrieben ist, scheint im Nichts zu verhallen. Im linken oberen Bildrand findet sich ein kleiner Vogel mit spitzem Schnabel, der die Frau keck anschaut.

Berthold findet, dass dieses Bild seine absolute Ohnmacht gegenüber der Mutter illustriert. Seine Mutter erscheint übermächtig und triebhaft. Der kecke Vogel ist nach seiner Ansicht ein Selbstaspekt: Er ist frei und ungebunden und kann sich mit seinem spitzen Schnabel auch wehren. Berthold verbindet diese Symbolisierung der Beziehung zu seiner Mutter mit seinen aktuellen Verhältnissen: »Wenn sich mir eine Frau öffnet, wird sie übermächtig. Das ist zwar Quatsch, aber ich habe wirklich Angst, verschlungen zu werden.« Vielleicht müsse er sich deswegen liebende Frauen mit spitzen Bemerkungen »vom Leib halten«. Ihm tritt angesichts seiner Ängste vor mächtigen Frauen – »und jede verliebte Frau ist mächtig« – immer wieder seine Mutter vor Augen, der sein Vater »hoffnungslos unterlegen« war. In diesem Zusammenhang berichtet Berthold seine häufige Sexualfantasie, in der er gemeinsam mit einem Freund »prickelnden Sex« mit einer Frau hat. Bei mir stellt sich das Bild ein, dass Berthold nach einem männlichen Begleiter sucht, der ihn gegen das Verschlungenwerden durch weibliche Wesen schützt. Möglicherweise steht hinter der Angst vor weiblichen Wesen auch die Befürchtung, in erregenden Situationen seine innere Ordnung und Struktur zu verlieren. Sein Freund bzw. sein Therapeut wären dann schützende Begleiter, die ihm helfen, sich in verwirrenden Leidenschaften zu behaupten.

Er erinnert sich während dieser Behandlungsphase an einen weiteren Traum: »Meine Freundin tritt an mein Bett. Ich fühle mich erregt und verwirrt. Dann fliege ich in eine weit aufgefaltete Vagina hinein. Das ist wie ein umgekehrter Geburtsvorgang.« Vielleicht ist seine Sehnsucht nach Nähe so groß, dass er geradezu nach Verschlungensein und Selbstauflösung strebt. Um diese Wünsche zu bekämpfen, ist er vielleicht mitunter so schroff und unnahbar. Er erinnert sich an einen Spielkameraden, den er eigentlich sehr mochte. Trotzdem verführte er ihn, in eine Rasierklinge zu greifen. Hinterher war er »furchtbar erschrocken« über sich selbst. Nach dem Suizidversuch seiner Schwester wurde er von so starken Schuldgefühlen geplagt, dass er sich »wie ein Nazi-Verbrecher« fühlte.

Berthold wird deutlich, dass seine aggressiven Impulse und Schuldgefühle sowie seine Größenideen und Kleinheitsfantasien auf eine schwer durchschaubare Weise miteinander verbunden sind. Er ist froh, dass er dies in der Behandlung wahrnehmen und durcharbeiten kann. In diesem Zusammenhang kommt er auf seine Kinderzeichnung zurück: »Meine Mutter ist so überwältigend. Aber der kleine aggressive Vogel ist unabhängig und frei.« Der Vogel sei ein Symbol seiner Sexualität, die er zunehmend genießen kann. In diesem Zusammenhang erzählt er von dem Spiel »Vogelhochzeit« mit Mitstudent*innen: Man maskiert und entkleidet sich. Er findet das sehr erregend und ist fasziniert, wie frei man sein kann, wenn man maskiert ist.

Angesichts seiner Bestrebungen nach Unabhängigkeit und sexueller Freiheit überrascht es, dass Bertholds Schuldgefühle gegenüber seiner Mutter immer noch sehr ausgeprägt sind. Er entdeckt den innigen Wusch in sich, seine Mutter glücklich zu machen. Auch in seinen aktuellen Liebschaften ist er sehr wechselhaft: Er kann schnell Nähe und Faszination herstellen und sich rasch scheinbar kalt und distanziert zurückziehen. Dies ist auch in der Beziehung mit mir spürbar. Berthold kann viel Nähe herstellen, um mir plötzlich ohne verständlichen Grund die kalte Schulter zu zeigen. Er verhält sich manchmal anlehnend, ja bewundernd und dann unvermittelt abweisend und verächtlich.

Diese Themen bestimmen die Therapie über mehrere Monate. Standen am Anfang verhaltensorientierte Strategien im Vordergrund, so geht es nach einigen Monaten vorwiegend um die Bearbeitung seiner psychischen Konflikte. Er betrachtet die Möglichkeit, zweimal in der Woche auf der Couch liegend über seine Gedanken und Gefühle zu sprechen, als große Freiheit. Er kann sich seine Lebensgeschichte vergegenwärtigen und meint, dass dies wie das Schreiben eines Romans sei: »Man kommt zu sich.« Er produziert Träume, die ihm »sein Leben erklären«. Besonders durch die Beschäftigung mit Größenideen und Kleinheitsfantasien entwickelt er ein realistischeres Selbstbild. Er lernt auch, die Gefühle anderer besser zu verstehen.

Berthold beginnt sich nach etwa einjähriger Behandlung mit transgenerationalen Konflikten zu beschäftigen: Sein Großvater war ein Kriegsgewinnler und selbst nach dem Zusammenbruch noch überzeugter Nazi. Seine Kinder, »alle natürlich links«, leben bis heute von seinem Vermögen. Besonders sein Vater hat nie gearbeitet, immer den verständnisvollen Bohemien gespielt. In der Familie war er eigentlich nicht anwesend. Niemand wusste, was er eigentlich trieb. Viele Geheimnisse existieren in der Familie, »ein emotionales Dickicht«. Es dauert einige Zeit in unserer Therapie, um das Dickicht zu lichten.

Dabei spielen die Schuldgefühle gegenüber seiner Schwester eine große Rolle. Er selbst wird von Professor*innen geschätzt und hat mittlerweile auch einige gute Freund*innen. Seine Zwillingsschwester hat demgegenüber Probleme im Studium und lebt sehr zurückgezogen: »Schon bei der Geburt war ich der Stärkere und habe sie unterdrückt.« Allerdings hat er sich in seiner Pubertät von ihr bedrängt und überrollt gefühlt. Einmal schnitt er ihr Bild wütend aus einem Familienfoto aus und warf es voll Ärger in den Müll. Aber während sie ihm nach ihrem Suizidversuch im Krankenhaus die Hand reicht, strömt ein Gefühl über, das wie im Kinderbett der Fünfjährigen ist. Sie fühlen sich sehr verbunden und spüren andererseits zerstörerische Kräfte, die sie entzweien.

Nach zweijähriger Therapie absolviert Berthold sein Staatsexamen als Musiklehrer und tritt das Referendariat in einem entfernten Ort an. Wir telefonieren zunächst einmal wöchentlich. Er ist dankbar über diesen Rückhalt, insbesondere, weil es mit Kolleginnen zu Konflikten kommt. Eine Betreuerin macht ihm sexuelle Angebote, eine andere ist neidisch: »Stutenkrieg und ich kleines Vögelchen mittendrin.« Es hilft ihm, mit mir zu sprechen und sich gegen Grenzverletzungen zu wehren. Das Referendariat beendet er mit Bestnoten. Er arbeitet halbtags und gründet eine Jazzformation. Er konsultiert mich ein bis zweimal im Jahr, »wenn es etwas Außergewöhnliches zu besprechen gibt«.

In unserem letzten Gespräch bitte ich ihn um ein Resümee der Behandlung aus seiner Sicht. Er fasst zusammen, was aus seiner Sicht in der Behandlung geholfen hat: »Ihre Präsenz hat mir Sicherheit gegeben. Sie waren immer da. Die Ratschläge zur disziplinierten Arbeits- und Freizeitgestaltung waren nicht immer leicht umzusetzen. Sie haben aber sehr geholfen. Wichtiger war jedoch, dass ich sprechen konnte und ein Bild meines Lebens malen konnte. Meine Gefühle und Beziehungen verstehe ich heute besser. Letztlich haben sie mich dabei unterstützt, meine Musik zu entdecken.«

Drei Jahre nach Beendigung der Behandlung bitte ich Berthold, sich mit der Veröffentlichung seines Behandlungsberichts in anonymisierter Form einverstanden zu erklären. Er ist dazu gerne bereit: »Sie haben ja auch etwas für mich getan.« Vorher möchte er jedoch lesen, was ich geschrieben habe. Ich willige ein und erhalte von ihm manche Verbesserungen. Er findet sich aber in den Schilderungen gut wieder und meint eine realistische Zusammenfassung in den Händen zu halten. Ich erkläre ihm kurz das ABCDE-Modell und bitte ihn, die einzelnen Ebenen zu bewerten. Er meint, dass die stabilisierenden und unterstützenden Elemente der therapeutischen Beziehung wichtig waren und vergibt eine Sieben (a). Gleichermaßen bedeutsam waren verhaltenstherapeutische Dimensionen (b). Der damals gelernte geordnete Lebensrhythmus ist auch heute noch wichtig für ihn. Klare Arbeits- und Freizeitorganisation stabilisieren ihn und es ist wichtig, ein bewusstes Selbstmanagement zu praktizieren. Insofern bewertet er diese Wirkfaktoren auch mit sieben. Auch die gedankliche Ordnung von Meinungen und Vorurteilen war bedeutsam (c). Dies hilft ihm bis heute, wenn er zum Beispiel im Unterricht in Schwierigkeiten gerät. Diese sind leichter zu lösen, wenn er die aktuelle Situation bewusst durchdenkt und aus verschiedenen Perspektiven betrachtet. Er hat auch das Gefühl, dass das bei seinen Schüler*innen gut ankommt. Je mehr Perspektiven er selbst zur Verfügung hat, desto besser arbeitet die Klasse. »Wie in der Therapie bringt das intellektuelle Verstehen auch viel für die Beziehung.« Dementsprechend bewertet er den kognitiven Aspekt der Behandlung auch mit sieben.

Die psychodynamischen Elemente (d) sind ihm weniger greifbar, weil vieles aus dem Unbewussten aufgetaucht ist, aber auch bald wieder darin verschwand. Dennoch war es wichtig, seine Lebensgeschichte zu bearbeiten, um seine aktuellen Konflikte wahrzunehmen und zu verstehen. Träume und freie Einfälle haben geholfen, um seine Gefühle besser zu spüren und seine Beziehungen besser zu begreifen. Dabei war auch die Beziehung zu mir auf eine schwer zu beschreibende Weise von Bedeutung. Insgesamt bewertet er die psychodynamisch-psychoanalytische Dimension zwischen sechs und acht. Allerdings ist besonders diese Dimension während des Verlaufs sehr unterschiedlich wichtig gewesen. Am Anfang ging es mehr um seine Stabilisierung durch verhaltensorientierte Strategien und anschließend standen kognitive Elemente im Vordergrund. Nach dieser Phase vertiefte sich der Prozess und die psychoanalytischen Dimensionen wurden bedeutsamer. Von grundlegender Bedeutung war die Möglichkeit, mit verständnisvoller Begleitung über sich zu sprechen. Dadurch konnte er sich besser spüren und annehmen. Die existenzielle Ebene, auf der er diffuse Stimmungen und verwirrende Gedanken zur Sprache brachte und dadurch kreative Möglichkeiten entdecken konnte, bewertet er mit sieben (e). Er betont, dass diese Dimension eng mit der ersten zusammenhänge.

Im Rückblick auf die medikamentöse Behandlung fasst Berthold zusammen, dass sie anfänglich seine Verwirrung gebessert habe. Er sei auch zur Ruhe gekommen. Allerdings habe sich bald das Gefühl eingestellt, irgendwie fremdgesteuert zu sein. Er habe nicht mehr gewusst, ob dies seine Krankheit oder der Medikamenteneffekt war. Auch nach seiner fünfmonatigen stationären Behandlung habe er sich durch die Medikamente verlangsamt und benebelt gefühlt. Erst nach der schrittweisen Reduktion sei es möglich geworden, wieder zu lesen und zu lernen. Die Reduktion drei Monate nach der stationären Behandlung und das gänzliche Absetzen nach sechs Monaten sei durch die engmaschige Psychotherapie möglich geworden: »Bei einem Termin alle zwei oder vier Wochen hätte ich das nicht geschafft. Ich bin mir ganz sicher, dass ich bei längerer hochdosierter medikamentöser Behandlung chancenlos gewesen wäre, mein Studium zu beenden und mich im Referendariat zu behaupten.«

Borderline-Persönlichkeitsstörung

Eine lange Psychotherapie, um Gefühle und Beziehungen zu verstehen

»Ich kann meine Gefühle nicht mehr kontrollieren und habe Angst, zu zerspringen.«

Die letzte Patientin, von der ich in diesem Buch erzähle, kenne ich seit fast 30 Jahren. Mara war die Erste, mit der ich nach Abschluss meiner Ausbildung eine Psychotherapie begann. Ich hatte die Leitung einer Beratungsstelle für Studierende übernommen, wo ich ausschließlich mit Beratungen und Kurztherapien beschäftigt war. Daneben konnte ich mich erstmals selbstständig in meiner Nebentätigkeit auf längere psychotherapeutische Behandlungen einlassen. Mara bat telefonisch um einen dringenden Termin: »Ich kann meine Gefühle nicht mehr kontrollieren und habe Angst, zu zerspringen. Wenn das so weitergeht, kann ich für nichts mehr garantieren …«

Angesichts der bedrohlichen Schilderungen am Telefon bin ich überrascht, wie unabhängig und souverän Mara im ersten Gespräch wirkt: »Ich brauche eigentlich niemanden.« Sie erzählt, dass sie neben ihrem Jura-Studium in einer Partei aktiv ist und sich für die Frauenbewegung einsetzt. Sie gerät jedoch immer wieder mit ihren Freundinnen in Streit. Letztlich kann sie überhaupt keine stabilen Beziehungen herstellen. In einer vorhergehenden Therapie wurde dies mit ihrer Mutterbeziehung in Verbindung gebracht. Sie erlebte die Mutter schon als Kleinkind als wenig zugänglich und immer überfordert. Besonders körperlich fand sie ihre Mutter befremdlich und »irgendwie eklig«. Mit ihrem Vater hatte sie es leichter. Sie war lange sein Lieblingskind und konnte mit ihm über vieles reden. Dementsprechend gelingt es ihr, mit intellektuellen Männern gute Gespräche zu führen: »Wenn es näher wird, bekomme ich allerdings Panik.« Kurze sexuelle Beziehungen waren »geil«, aber hinterher habe sie sich »wie ausgekotzt« gefühlt: »Ich kann keine Nähe ertragen.«

Hinter ihrer weltgewandten Fassade, die Mara souverän zur Schau stellt, ist in den ersten Sitzungen eine große Unsicherheit und diffuse Angst spürbar. Nach drei Sitzungen »gesteht« sie: »Es gibt Momente, in denen ich den Boden unter den Füßen verliere. Manchmal fühle ich mich so verwirrt, dass ich aus dem Fenster springen möchte.« Vielleicht werde sie sich demnächst wie eine ihrer Freundinnen »vor den Zug werfen«. Diese Ankündigungen lösen bei mir eine große Verunsicherung aus. Vor der Behandlung hatte ich mich gefreut, endlich unabhängig psychotherapeutisch zu arbeiten und jetzt war ich mit einer gefährlichen Situation konfrontiert. Ich berate mich mit einem meiner früheren Ausbilder, der mich bestärkt, Mara nicht in einer psychiatrischen Klinik unterzubringen, sondern die Behandlung ambulant durchzuführen: »Wenn Sie die Patientin annehmen können und sich nicht verwirren lassen, können Sie es wagen. Und bleiben Sie innerlich frei und lebendig!«

Letztlich kann mir Mara zusichern, sich zumindest für die Zeit der Behandlung nichts anzutun. Ich spüre eine verlässliche Verbindung zwischen uns. Entgegen meinen sonstigen Gepflogenheiten, kurztherapeutisch mit einer Stunde wöchentlich zu arbeiten, vereinbare ich mit Mara vier Stunden in der Woche. Sie nimmt dieses Angebot mit Erleichterung auf, weil sie ohne diese häufigen Kontakte den Druck nicht aushält.

In den vergangenen Jahren hat sie bereits eine Verhaltens- und eine tiefenpsychologische Therapie durchgeführt. Die Verhaltenstherapie empfand sie nur kurz als hilfreich. Die hier erhaltenen Erklärungen und guten Ratschläge wirkten nicht nach und konnten ihr Gefühlschaos nicht ordnen. Die Therapeutin sei zwar nett und sicher auch kompetent gewesen, aber »für mich war es nicht das Richtige«. Die tiefenpsychologische Therapie mit einer Sitzung alle 14 Tage fand sie zu unverbindlich. Sie erhielt zwar gute Einsichten, aber die Kontakte waren zu selten. Mara meint, dass die Therapeutin nicht ausreichend aufnahmefähig gewesen war, weil sie gerade ihren Mann verloren hatte.

Die ersten Behandlungsstunden mit Mara sind schwierig. Sie schildert ihr »Gefühlschaos« und ich kann wenig davon verstehen. Sie erzählt von ihrer Freundin, die sich »vor den Zug geworfen« hat. Ein eigentümlicher Sog geht von diesem Ereignis aus. Mara fragt sich, ob sie nicht besser in einer psychiatrischen Klinik aufgehoben wäre. Auf der anderen Seite zweifelt sie, dass ihr Chaos durch Medikamente geordnet werden könnte: »Ich muss da selbst durch.« Nach einigen Stunden erlebt Mara die häufigen Sitzungen als entlastend. Sie fühlt sich weniger verwirrt und kann entspannter über sich und ihr Leben sprechen. In ihrem Fall ist auch das Couch-Setting geeignet. Mara meint, dass sie sich in der liegenden Anordnung freier fühlt, ihren Einfällen nachzugehen. Die festen Termine und meine verlässliche Anwesenheit würden ihr guttun. Andererseits attackiert sie auch den vereinbarten Rahmen: »Die verstaubte Psychoanalyse: Es ist doch nicht mehr zeitgemäß, sich so eingehend mit Gefühlen, Träumen und Gedanken zu beschäftigen. Man muss doch was machen!«

In den ersten Behandlungswochen ist sie in raschem Wechsel ärgerlich anklagend und ängstlich besorgt, dass ich mir ihre Angriffe nicht länger gefallen lassen könnte. Wiederholt beschäftigt sie die Idee, ich könnte schwer krank werden oder gar sterben. Meine Eindrücke bleiben zunächst bruchstückhaft. Ich finde keine inneren Bilder, um Mara wirklich zu verstehen. Oft kann ich ihr nur ungenau zuhören und behalte wenig bei mir. Zu ihren Einfällen und Träumen fällt mir wenig ein. Der Kontakt ist oft quälend, aber immerhin stabil.

Nach drei Monaten kommt es zu einer zwei Wochen langen Unterbrechung der Behandlung wegen meiner Ferien. In der ersten Stunde nach dieser Trennung zeigt sich Mara zutiefst verärgert: »Während beider Wochen war ich total verzweifelt und gelähmt. Manchmal habe ich mich wie tot gefühlt.« Jetzt, unmittelbar vor meiner Rückkehr, ist sie »vollkommen durcheinander gewesen und beherrscht von einer unerklärlichen Wut«. Sie fragt sich, ob es nicht besser wäre, die Behandlung abzubrechen. Maras Tonfall wirkt wütend und sie vermittelt mir ein diffuses Gefühl von Angst, Beunruhigung und Ablehnung. Es treten mir Zweifel vor Augen, ob eine psychoanalytische Behandlung wirklich das Richtige für sie ist. Plötzlich stellen sich vor meinem inneren Auge ganz konkrete Bilder von Abtreibungen ein. Ohne einen Anhaltspunkt in den Erzählungen der Patientin zu finden, bin ich für eine längere Zeit mit Abtreibungsfantasien beschäftigt.

Während ich meinen Fantasien und Erinnerungen an eigene schmerzliche Erfahrungen nachgehe, beginnt meine Verwirrung zu weichen. Nach einer kurzen Reflexion dieser bildhaften Vorstellungen, in der ich versuche, eigene Konflikte von denen der Patientin zu unterscheiden, kommt mir die Idee, dass die Ferientrennung ein Abtreibungstrauma bei Mara wiederbelebt haben könnte. Mara war es zwar oft gelungen, durch ihre Intellektualität eine Art von Selbsterschaffung zu bewerkstelligen. Doch jetzt scheint sie ihre Sehnsucht nach einer verlässlichen Bindung zu spüren. Sie ahnt, dass sie sich eine Beziehung wünscht, die gemeinsam fruchtbar ist. Ich spreche diese Sehnsucht an und sage ihr gleichzeitig: »Vielleicht ist Ihre Sehnsucht so groß, dass Sie auch kleine Zurückweisungen enttäuschen und verärgern. Vor Wut greifen Sie dann auch das Kreative, zum Beispiel unserer Beziehung, an. Möglicherweise hat Ihre Enttäuschung über mich Sie zu dem Impuls geführt, das, was zwischen uns entsteht, die Frucht unserer Arbeit, zu zerstören.«

Aus einem kurzen Schweigen heraus äußert Mara nachdenklich, dass ihr gerade plastisch ein Bild vor Augen tritt: »Ein Baby wird über mir geschlachtet. Das ist ganz schrecklich, monströs.« Ich unterstütze sie durch meine Haltung, diesem Bild nachzugehen. Es wird ihr deutlich, wie sehr sie sich nach einer stabilen Beziehung sehnt: »Durch meine chaotische Wut mache ich wahrscheinlich alles kaputt.« Nach einer Weile sage ich ihr: »Vielleicht müssen Sie, aus dem Bedürfnis, Ihre Bezugspersonen, zum Beispiel auch mich, zu schützen, sich selbst rechtzeitig beseitigen. Damit greifen sie natürlich auch das an, was in Ihnen wächst.« Die Patientin schweigt eine kurze Zeit und sagt dann, dass sie jetzt eine große Sehnsucht nach Gemeinsamkeit mit mir spürt: »Die Trennscheibe zwischen uns ist gewichen.« Es fällt ihr eine schmerzliche Szene aus ihrer Kindheit ein. Sie ist sich nicht sicher, ob sie sich wirklich daran erinnert, oder ob dies eine Fantasie ist, die sich an Erzählungen der Eltern anlehnt. Als kleines Kind sei sie sehr schwächlich gewesen. Man hat die Ursache nicht herausgefunden.

Gegen Ende des zweiten Lebensjahres kam sie ins Krankenhaus und man rechnete mit ihrem Tod. Die Eltern durften sich ihrem Bett nicht nähern und konnten nur von draußen winken. Es tritt ihr jetzt vor Augen, dass sie nach der Heimkehr nur mit ihrem Vater Kontakt aufnahm. Ihre Mutter war ihr vollkommen fremd geworden, sie wollte sie nicht mehr. Diese Erinnerung verbindet Mara mit ihren Trennungsschmerzen, wie sie als Beispiel auch mit mir aufgetreten sind. Wütend reagiert sie auf diese Schmerzen, indem sie auch das, was an einer Beziehung gut ist, auslöscht. Die Tendenz, wenn eine Beziehung schwierig wird, mit Abbruch zu reagieren, kennt sie auch aus ihrem alltäglichen Leben. In der Behandlungssituation hat sie diese Tendenz wiederholt. Sie kann jetzt verstehen, dass sie schon bei kleinen Störungen in Beziehungen alles entwertet. Es tritt ihr das Bild vor Augen, dass sie auch meine Aufmerksamkeit dann ähnlich ablehnt wie die Zuwendung ihrer Mutter nach der Trennung durch den Krankenhausaufenthalt.

Mara macht jetzt allerdings auch die positive Erfahrung, dass wir uns bei Problemen nicht trennen, sondern zusammenbleiben und versuchen, ihre wütenden Impulse zu verstehen. Sie bemerkt mit Genugtuung, dass sie dadurch mehr Klarheit in ihrem emotionalen Chaos erreicht. Etwas Ähnliches spielt sich in meinem Innenleben ab: Mara löst in mir Gefühle aus, die mich mitunter verwirren. Sie ermöglicht mir aber auch bildhafte Fantasien, durch die ungeordnete Erregungen Gestalt annehmen. Dies ist wie in einem künstlerischen Prozess, wo chaotische Erregungen ästhetisch geordnet werden.

Dies läuft in dieser Psychotherapie auch stillschweigend ab, was zum Beispiel an der Entwicklung eines Symptoms ablesbar ist. Mara litt bis zum Beginn der psychotherapeutischen Behandlung unter behandlungsbedürftigen Asthmaanfällen. Nach einigen Wochen vergaß sie in meinem Behandlungszimmer ihr antiasthmatisches Spray. Ihre Atembeschwerden waren gewichen. Augenscheinlich konnte Mara die Behandlungssituation als einen Spielraum nutzen, in dem sie ihre Konflikte kreativ gestalten konnte. Dies machte möglicherweise die Konkretisierung im psychosomatischen Symptom überflüssig. Erst zwei Jahre später, nachdem Mara schwanger geworden ist und sich mit ihrer eigenen Mutterschaft auseinandersetzt, erinnert sie, dass sie mit acht bis zehn Jahren nachts zur Mutter ins Bett gegangen sei. Dadurch ließen sich die nächtlichen Asthmaanfälle beheben. Ähnlich konnte sie die Psychotherapie nutzen. Sie war ein schützender Übergangsraum, in dem Mara ihr psychisches Drama inszenieren konnte. Sie wies mir dabei sehr verschiedene Rollen zu: Haltgebende Bezugsperson, die sich bei Konflikten nicht zurückzieht; verständnisvoller Gesprächspartner; Assistent bei der Verfassung ihres Lebensromans.

Vieles, was uns verband, blieb natürlich unbewusst. Die Behandlung dauerte fast drei Jahre. Mara beendete diese, nachdem sie einen Mann kennen und lieben gelernt hatte, mit dem sie in eine entfernte Großstadt übersiedelte. Sie war sich sicher, dass ihr gutes Examen dort interessante berufliche Möglichkeiten eröffnen würde.

Zehn Jahre nach Abschluss ihrer Behandlung konsultiert mich Mara erneut. Ihre beiden Söhne entwickeln sich sehr gut, und manchmal fragt sie sich, wie die so »intakt« sein können. Die Ehe mit ihrem Mann, der sich als Schriftsteller im Augenblick in einer Schaffenskrise befindet, ist sehr befriedigend. Beruflich hat sie als Juristin Karriere gemacht und ist stolz darauf, »richtig viel Geld zu verdienen.« Deswegen ist es ihr unklar, warum sie sich mitunter unbegründet traurig und wie gelähmt fühlt. Oft empfindet sie sich als »Biest«, besonders, wenn sie sich trotz ihrer glücklichen Ehe immer wieder auf Affären einlässt: »Ich weiß genau, wie selbstdestruktiv das ist, und ich beschädige damit auch meine Kinder, aber …« Sie möchte die Psychotherapie wieder aufnehmen, kann aber maximal einmal in der Woche wegen der langen Anreise ermöglichen.

Gleich zu Beginn der ersten Stunde werde ich von einer unbestimmten Angst und Beunruhigung überfallen, die mich wiederum angesichts ihres weltgewandten und souveränen Auftretens überrascht. Mara erzählt, wie sehr sie sich freue, wieder zu mir kommen zu dürfen. Die Psychoanalyse sei etwas durch und durch Positives für sie gewesen, obwohl man im Kollegenkreis nur abschätzig darüber spreche. Wie wichtig ihr doch ihre Söhne seien: »Dass sie sich so gut entwickeln, zeigt mir, dass ich auch nicht so schlecht sein kann.« Sorgen bereitet ihr eine Klientin, zu der sich ein sehr inniges Beratungsverhältnis entwickelt hat. Sie knüpfe einen sehr persönlichen Kontakt und teile ihr Geheimnisse mit, die sie sonst niemandem anvertraut. Mara kann sie juristisch gut beraten, doch das persönliche Verhältnis beginnt sie zu verwirren.

Ich bin während der eigentlich harmlosen Schilderungen der Patientin irgendwie beunruhigt und frage tastend nach. Sie antwortet bereitwillig, dass diese Frau sehr allein sei, exzessiv rauche und nicht viel mit sich anfangen könne. Während die Patientin dies erzählt, denke ich an eigene einsame Kindertage und mir tritt das Bild vor Augen, dass ich beim Spielen an einem reißenden Fluss mit glitschigem Ufer leicht hätte ausrutschen und verloren gehen können. Erst jetzt erinnere ich mich, dass die Patientin in ihrer früheren Analyse intensiv mit dem Thema des verlorenen oder sterbenden Kindes befasst war, und ich kann sie fragen, ob sie in ihrer Klientin etwas Nicht-Entwickeltes, Lebloses, Beunruhigendes antrifft. Mara tritt daraufhin plastisch ihre Mutter vor Augen: »Warum hat Mutter mich nicht mehr beachtet … Wahrscheinlich war es ihr aufgrund von Erschöpfung nicht mehr möglich … Mutter sieht traurig aus und hat keinen Platz für mich … Ich bin wie ein Fremdkörper in ihr … Sie muss mich loswerden.« Nachdem sich Mara in diese Bilder und Erinnerungen vertieft hat, wirkt sie erleichtert, als hätte sich ein dumpfer Schleier gelichtet. Auch ich fühle mich von meiner bedrückenden Lähmung befreit, so als wäre wieder ein Stück Leben gewonnen. Dann fallen mir aber wieder Bilder zerstückelter Kinder ein und ich denke an mögliche Abtreibungsversuche der Eltern der Patientin.

Zu Beginn der nächsten Stunde äußert die Patientin erneut, dass es ihr guttue, wieder zu mir kommen zu können. Mit leisem Unbehagen sehe ich das Bild eines traulichen, aber leblosen Paares vor mir. Die Patientin erzählt derweil, dass ihre Eltern oft unglücklich waren, aber dennoch immer zusammenblieben. Während ich Mara zuhöre, tritt mir das Bild der »tödlichen« Langeweile vor Augen, mit der die Patientin ihr Elternhaus beschrieb: Die Mutter depressiv, abwesend, leblos und der Vater zwanghaft in seine eigenen Beschäftigungen versunken. Nachdem ich dies eine Weile miterlebe, wird es mir schwer um die Brust und ich spüre diese alte Agonie, eine eigentümliche Gravitation zu Chaos und Tod.

Mir fallen dann meine eigenen pubertären Ausbruchsversuche und das Freiheitsgefühl der ersten Sexualität ein. Dann komme ich aber auch mit eigenen schwierigen Erfahrungen in Berührung und der Notwendigkeit, Beziehungskonflikte auszuhalten, um wirkliche Nähe zu ermöglichen. Jetzt kann ich Mara deuten, dass ihre Neigung zu sexuellen Affären eine Flucht vor Nähe und Konstanz bedeutet. Langfristige Bindungen bringen sie innerlich mit Vater und Mutter und mit ihrer Angst vor Langeweile und Tod in Berührung. Sie antwortet spontan, dass sie sich in den letzten Wochen immer wieder mit dem Sterben beschäftigt hat. Das findet sie sehr seltsam, weil sie mit ihrem Mann, den Kindern und ihrem Beruf eigentlich sehr glücklich ist.

In den nächsten Stunden geht die Patientin auf eine Reise in ihre Vergangenheit: Sie denkt an Abtreibungsversuche seitens ihrer Mutter, an ihre lebensbedrohliche Erkrankung gegen Ende des zweiten Lebensjahres, die ungelebten Seiten ihrer Mutter, die Einsamkeit des Vaters. Häufig hat sie Schuldgefühle, dass sie eine Zumutung für mich sei und dass sie mich kaputtmache. Vielleicht sei das Wichtigste in der Behandlung, dass »Sie mich immer wieder empfangen und dem Chaos einen Namen geben«. Sie fragt sich, ob man wohl ein ganzes Leben braucht, »um die Fragmente zusammenzufügen«. Nach 25 Sitzungen ist Mara zuversichtlich, Ihren Weg ohne meine Unterstützung weiter gehen zu können.

Über 25 Jahre nach unserem ersten Kontakt treffen wir uns bei einer Konzertveranstaltung. Mara geht auf mich zu und ist sehr freundlich: »Es geht mir sehr gut, obwohl ich in einer schwierigen Lebensphase bin. Meine Söhne verlassen das Haus, um weit entfernt zu studieren. Immer diese Trennungen ...« Mit ihrem Mann versteht sie sich sehr gut. Sie hat vor Jahren einen älteren Mentor gefunden, der sie in ihrer Karriere unterstützt und mit dem sie Schwierigkeiten gut besprechen kann.

Ich bitte Mara, mir einige Fragen bezüglich ihrer Therapie zu beantworten: »Na klar, gerne.« Auf die Frage, wie ihr Befinden heute im Vergleich mit dem Beginn der Therapie ist, antwortet sie: »Auf einer Skala null bis zehn damals zwei, heute acht.« »Was meinen Sie, was geholfen hat?« Ich stelle ihr die fünf Faktoren des psychotherapeutischen ABCDE-Modells zur Auswahl. Die Bedeutung der ganz allgemeinen therapeutischen Beziehung (a) bewertet sie mit fünf. Die Wichtigkeit verhaltensorientierter Interventionen (b) beurteilt sie mit zwei. Auch die intellektuelle Korrektur unangemessener Einstellungen (c) erscheint ihr in unserer Behandlung von ganz untergeordneter Bedeutung und sie vergibt gleichfalls eine Null. Es bieten sich für diese niedrigen Werte mehrere Erklärungen an. Erstens hatte Mara eine kognitiv-verhaltenstherapeutische Behandlung absolviert und suchte jetzt auf einem anderen Weg, ihr psychisches Leiden zu beheben. Zweitens hatte sie eine sehr eingeschränkte Form der Verhaltenstherapie kennengelernt, die Gefühle kaum berücksichtigte. Drittens verstand sie unter kognitiven Aspekten eine rigide Form manualgesteuerten Vorgehens, das meines Wissens in der Praxis selten so rigide gehandhabt wird, wie sie dies erlebt hatte. Deswegen stand sie diesem Verfahren eher ablehnend gegenüber. Wahrscheinlich spielte aber die Hauptrolle, dass sie sich mit dieser Therapeutin »einfach nicht verstanden« und deswegen eine Aversion gegen die Methode entwickelt hatte.

Für den Verlauf unserer Behandlung sei die Einsicht in unbewusste Konflikte (d) besonders wichtig gewesen. Mara bewertet diese Dimension mit acht: »Ich lernte, meine unbewussten Affekte und Beziehungskonflikte zu verstehen.« Am wichtigsten erscheint ihr, dass sie existenzielle Themen durcharbeiten konnte: Bindung und Leidenschaft, Autonomie und Abhängigkeit, Pflichterfüllung und Freiheit: »Das war nicht nur Gerede, sondern ich konnte mir das alles vor Augen stellen und es neu durchleben. Ich konnte alles mit ihnen teilen. Dadurch ist eine Entwicklung möglich geworden, die ich sonst nicht erreicht hätte.« Demnach bewertet Mara die existenzielle Verstehensdimension (e) mit zehn.

Alltagskreativität als allgemeiner Wirkfaktor der Psychotherapien

Kreativität, die Fähigkeit etwas Neues und Brauchbares zu erschaffen, wird zumeist mit außergewöhnlichen Werken und Errungenschaften in Verbindung gebracht. Sie spielt aber auch im alltäglichen Leben eine große Rolle. Schon Säuglinge verarbeiten Reize aus ihrer inneren und äußeren Welt auf ihre ganz einzigartige Weise. Es ist keine Übertreibung, zu sagen, dass Säuglinge und Kleinkinder ihre Welt beständig neu komponieren. Diese primäre Kreativität muss auch im Jugend- und Erwachsenenalter gepflegt werden, um ein gutes Leben führen zu können. Selbst sehr alte Menschen gestalten ihren Alltag aktiv, sie führen ihr Leben auf ihre eigene Weise jeden Tag erneut. Diese alltägliche Kreativität ist ein Lebenselixier, das auch in den geschilderten Psychotherapien von großer Bedeutung ist. Daher ist es sinnvoll, sich der Grundlagen der Kreativität zu vergewissern. Dabei verbinde ich neurowissenschaftliche, psychologische und kulturwissenschaftliche Perspektiven. Dies ist auch wesentlicher Aspekt der integrativen Psychotherapie, die nicht nur unterschiedliche psychotherapeutische Methoden miteinander verbindet, sondern auch biologische, psychologische und soziale Dimensionen.

Die Neurobiologie des kreativen Prozesses

Durch die Wechselwirkung zwischen Organismus und Umwelt im Verlauf der Evolution hat sich das Gehirn in den letzten 100.000 Jahren zu einem Organ entwickelt, das die organismische Ordnung aufrechterhält. Es ermöglicht die kohärente Wahrnehmung und Deutung von Ereignissen sowie sinnvolles Handeln. Dabei lässt sich ein dynamisches Wechselspiel zwischen Stabilisierung und Destabilisierung in kortikalen Netzwerken nachweisen. Diese Modellvorstellungen lassen sich verbinden mit psychologischen Konzepten einer Dynamik von Kohärenz und Inkohärenz sowie mit kulturwissenschaftlichen Denkbildern von Verstetigung und Verflüssigung (s. u.). Neuronale Kohärenz, die man auch als sub- und intrakortikale Konnektivität bezeichnen kann, wird durch zeitlich aufeinander abgestimmte Erregungsmuster ermöglicht (Meyer-Lindenberg, 2010). Die Synchronizität neuronaler Erregung zwischen verschiedenen Gehirnarealen ist für die Bildung von erinnerbaren Gedanken sowie wahrnehmbaren Gefühlen und zielgerichteten Handlungen unerlässlich. Ein Mangel an ausreichend synchronisierten und kohärenten neuronalen Netzwerken kann mit psychischen Störungen einhergehen.

Dabei darf nicht vergessen werden, dass das Gehirn ein Beziehungsorgan ist, dass die Innen- mit der Außenwelt verbindet (Fuchs, 2012). Es ist eingebettet in eine bio-psychosoziale Welt und kann nur bedingt mit einer »Information verarbeitenden Maschine« verglichen werden. Das Gehirn ist vielmehr ein lebendes System, das nur funktionsfähig ist, wenn es in einem lebenden Körper eingebettet ist, der in lebendigem Austausch mit anderen Menschen und der Umwelt steht. Insofern ist die menschliche Intelligenz etwas grundsätzlich anderes als die künstliche (s. Holm-Hadulla et al., 2021).

Dennoch hat die Hirnforschung in den letzten Jahrzehnten Erkenntnisse erbracht, die für die Psychotherapie von großer Bedeutung sind. Bei schizophrenen Erkrankungen ist beispielsweise nachgewiesen worden, dass die neuronale Konnektivität unterschiedlicher Hirnareale beeinträchtigt ist (Uhlhaas & Singer, 2010). Diese Auffassung entspricht der klassischen phänomenologischen Ansicht, dass gedankliche Inkohärenz charakteristisch für schizophrene Psychosen sei (Bleuler, 1911/2014). Psychotherapeutische Verfahren sollten sich dementsprechend auf die Förderung des Kohärenzerlebens konzentrieren. Bei der therapeutischen Unterstützung des Kohärenzerlebens spielen sowohl interpersonelle und verhaltenstherapeutische als auch psychodynamische und existenzielle Behandlungsmodule zusammen.

Bei posttraumatischen Belastungsstörungen und manchen depressiven Störungen sind die Verbindungen zwischen neuronalen Systemen, die Emotionen und Kognitionen verarbeiten, beeinträchtigt. Die erfolgreiche Therapie dieser Störungen geht mit einer Zunahme an kognitiv-emotionaler Konnektivität und Kohärenz einher (Etkin et al., 2005). Dies steht im Einklang mit den Ergebnissen, die durch unterschiedliche Methoden wie der kognitiven Verhaltenstherapie oder der Psychoanalyse erreicht werden. Diese so verschiedenen Psychotherapieverfahren scheinen alle auf ihre Weise Kohärenz zwischen Kognition, Emotion und Verhalten zu fördern. Auch in dieser Hinsicht könnte man von »integrativer Psychotherapie« sprechen.

Im Wechselspiel von neuronaler Synchronisierung und Desynchronisierung können im therapeutischen Prozess neue nützliche und kohärente Netzwerke entstehen. Die räumlich-zeitliche Ordnung neuronaler Netzwerke ermöglicht Erinnerungen, und ihre Neukombination bewirkt kreatives Denken. Dies erfolgt insbesondere im sogenannten Default-Mode der Gehirnaktivität, der einem freischwebenden, episodischen und stillen Denken (»random episodic silent thinking«) entspricht (Andreasen, 2005; Carhart-Harris & Friston, 2010). Dieses oft unbewusste kombinatorische Denken ist einerseits mit einem gewissen Wohlbefinden verbunden, das »Flow« genannt wurde (Csíkszentmihályi, 1996). Die Zustände kognitiver Stimmigkeit und emotionaler Befriedigung sind allerdings meist von kurzer Dauer und werden von neuen Problemstellungen abgelöst, die mit Spannungen und Unzufriedenheit einhergehen. Die Unzufriedenheit, wenn Kohärenz destabilisiert wird, ähnelt der Spannung während der in der psychologischen Literatur beschriebenen Inkubationsphase, in der sich neue brauchbare und kohärente Formen vorbereiten (s. Holm-Hadulla, 2011).

Dies stimmt mit phänomenologischen Befunden überein, dass kreative Tätigkeiten durch ein gewisses Maß an emotionaler Destabilisierung, Angst und depressiver Stimmung ausgelöst werden können (Akiskal & Akiskal, 2007). Auch aus evolutionärer Perspektive spielt die Wechselwirkung von stabilisierenden und destabilisierenden Kognitionen und Emotionen im sozialen Umfeld eine wichtige Rolle (Runco, 2014).

Aus den neurobiologischen Kreativitätsforschungen kann die folgende, für Psychotherapie bedeutsame Definition des kreativen Prozesses abgeleitet werden: Der kreative Prozess besteht aus einer Neukombination gespeicherter Informationen. Dieser Prozess erfolgt in einem dialektischen Wechselspiel zwischen Stabilisierung und Destabilisierung, Kohärenz und Inkohärenz. Von besonderer praktischer Bedeutung ist, dass für die autopoietische und kreative Aktivität des Gehirns Zeit und Raum ohne externe Reize verfügbar sein müssen, damit neue und nützliche Kombinationen erworbener Informationen und Fertigkeiten entstehen. Dies bedeutet, dass psychotherapeutische Behandlungen nicht beliebig verkürzt werden können. Oberflächliche psychologische Tricks sind sowohl ethisch fragwürdig als auch schädlich für die Entwicklung kreativer Autonomie.

In der psychotherapeutischen Praxis bedeutet dies, dass Therapeut*innen sensibel spüren und erkennen müssen, wie viel therapeutische Aktivität die jeweilige Person benötigt. Es ist bedeutsam, das rechte Gleichgewicht zwischen konzentriertem Bearbeiten zentraler Probleme und Konflikte und assoziativem Freiraum für ungewöhnliche Ideen zu finden. Hier begegnen uns wieder die verschiedenen therapeutischen Verfahren, die je nach individueller Störung und Behandlungsphase unterschiedliche Techniken und Haltungen bereitstellen.

Die Psychologie des kreativen Prozesses

Wie in den Neuro- und Kulturwissenschaften finden wir das Wechselspiel zwischen Kohärenz und Inkohärenz auch in der psychologischen Kreativitätsforschung. Aus psychologischer Sicht ist der kreative Prozess auf die folgenden Grundvoraussetzungen angewiesen: Talent und Begabung, Wissen und Können, Motivation und Disziplin, flexible und widerstandsfähige Persönlichkeitseigenschaften, fördernde und fordernde Umweltbedingungen (Holm-Hadulla, 2010). Die Fähigkeit, körperliche und innerpsychische Reize und Antriebe mit äußeren Wahrnehmungen und Erlebnissen zu integrieren, ist jedoch an kein besonderes Talent gebunden, sondern eine biologische und anthropologische Gabe, die nur bei schweren psychischen Störungen beeinträchtigt ist.

Das Wechselspiel von divergentem und konvergentem Denken im kreativen Prozess scheint der neuronalen Dynamik von Stabilisierung und Destabilisierung zu entsprechen. Konvergentes Denken wird definiert als fokussiert, konzentriert und zielgerichtet, während divergentes Denken weniger fokussiert, assoziativ und richtungslos ist (Guilford, 1950). Dies passt zur neurobiologischen Dynamik der Stabilisierung und Destabilisierung von neuronalen Netzwerken. In psychologischer Hinsicht kann dieses dynamische Wechselspiel von Kohärenz, Inkohärenz und neuer Kohärenz sowohl alltäglicher als auch außerordentlicher Kreativität zugeschrieben werden.

Für die psychotherapeutische Praxis ist bedeutsam, dass Begabungen in einem dynamischen Prozess von oft widersprüchlichen Kognitionen und

Ambivalenzen kreativ umgesetzt werden. Dieser Vorgang kann auch im Sinne der Dialektik von Konstruktion und Dekonstruktion beschrieben werden: Stabile Erkenntnisse und gebräuchliche Formen werden destabilisiert, um neue und nützliche Erkenntnisse und Formen hervorzurufen. Der kreative Funke kann allerdings nur das entzünden, was neuronal und psychisch gespeichert ist. Insofern kann es wichtig sein, dass Psychotherapeut*innen den Erwerb und die Aktivierung von Wissen und Können anregen.

Auch die psychotherapeutische Motivation findet statt, in dynamischer Wechselwirkung zwischen stabilisierenden, aber nicht mehr ausreichend nützlichen Lösungen, und labilisierenden, die Unsicherheit erzeugen können (Sternberg, 2001). Die Motivation zu kreativer psychotherapeutischer Entwicklung bleibt allerdings fruchtlos, wenn die Disziplin fehlt, das Neuartige und Originelle auszuarbeiten und durchzusetzen.

Psychologisch werden folgende kreative Persönlichkeitseigenschaften beschrieben, die in einer dialektischen Wechselbeziehung zueinanderstehen: Resilienz und Flexibilität, Konzentration und Offenheit, Konformismus und Nonkonformismus, Stabilität und Ambiguitätstoleranz. Auch die berühmten »Big Five« der Persönlichkeit stehen oft in einer dialektischen Wechselbeziehung (s. Holm-Hadulla, 2020). Dabei sollte man auch die Unterschiede in verschiedenen kreativen Bereichen und Kulturen beachten (Lubart, 1999).

Neben der komplexen Verflechtung von Begabung, Wissen, Motivation und Persönlichkeitsmerkmalen spielen Umweltbedingungen eine wichtige Rolle in kreativen psychotherapeutischen Prozessen. Neurobiologische und psychologische Forschungen legen nahe, dass auch in diesem Bereich das Wechselspiel zwischen stabilen Strukturen und flexiblen Freiräumen bedeutsam ist. Diese Dialektik beginnt in der frühen Kindheit und setzt sich das ganze Leben lang fort. Sichere Bindungen sind die Basis für die erfolgreiche Förderung von Neugier, Lernbereitschaft und Originalität. Die Dynamik von Stabilität und Flexibilität und das Wechselspiel von Kohärenz und Inkohärenz sowie Befriedigung und Enttäuschung bedürfen einer kontinuierlichen Aufmerksamkeit. In dieser Hinsicht sind geeignete Umweltbedingungen erforderlich, damit die autopoietische Suche nach dem Neuen und Nützlicheren einen stabilen Rahmen erhält. Die These vom »Fordern und Fördern« kann hiermit wissenschaftlich begründet werden.

Die Dynamik von Stabilisierung und Destabilisierung ist auch in den fünf Phasen des kreativen Prozesses bedeutsam: Vorbereitung, Inkubation, Illumination, Ausarbeitung und Verifikation (Holm-Hadulla, 2010). In der Vorbereitungsphase bedarf es Geduld, sich kohärentes Wissen und stabile Fertigkeiten anzueignen, um diese später kreativ umwandeln zu können. Die zweite Phase des kreativen Prozesses, die sogenannte Inkubationsphase, kann zu ähnlichen Schwierigkeiten führen. Charakteristisch für diese Phase ist es, dass die Aufgabe beiseitegelegt und der autopoietischen, oft unbewussten Bearbeitung überlassen wird. Wie die Vorbereitungsphase kann auch die Inkubationsphase Spannungen und Verstimmungen hervorrufen: Nachdem unter dem Einfluss komplexer Motivationen Erkenntnisse und Fertigkeiten erworben wurden, kann es vorkommen, dass man Vorformen kreativer Leistungen ahnt. Das Ergebnis ist aber noch nicht erreicht und man muss nun ein gewisses Maß an Destabilisierung und Inkohärenz aushalten. Häufig wird die Anspannung gelöst, indem man sich in die vertrauten Ordnungen zurückzieht oder die kreative Spannung mithilfe von Alkohol und Drogen versucht zu bändigen. Aus diesem Grund ist es in der Inkubationsphase so wichtig, kreative Spannung zu ertragen und Gedanken auch ohne greifbare Ergebnisse wandern zu lassen. Frustrationstoleranz, oft auch Resilienz genannt, ist vonnöten, um das kreative Gleichgewicht zwischen zielorientiertem Handeln und ziellosem, autopoietischem Gedankenschweifen zu finden.

Das Konzept der Illuminationsphase entstammt antiken Mythen und religiösen Ideen, nach denen kreative Gedanken durch den »Kuss der Musen« und »göttliche Eingebung« ermöglicht werden. Psychologisch betrachtet, entsteht die kreative Erleuchtung selten als plötzlicher Gedankenblitz, sondern ist meist ein komplexes, sich langsam entwickelndes Phänomen. Um die neue kognitive, emotionale und praktische Ordnung zu erfassen, kommt wieder die Dialektik zwischen Stabilität und Destabilisierung, konvergenter, disziplinierter Konzentration und divergenter, assoziativer Fantasie ins Spiel. In der vierten, der sogenannten Realisierungsphase, werden die neuen Ideen ausgearbeitet. Neben Leidenschaft, Neugierde und Originalität sind Stabilität und konvergente Ausdauer erforderlich, um die oft nur langsam fortschreitende Arbeit und die enttäuschende Erfahrung, dass mit dem Segen der Erleuchtung noch nichts gewonnen ist, auszuhalten. Die Realisierungsphase verlangt, dass neue und divergente Ideen verworfen und die brauchbaren konzentriert ausgearbeitet werden. Es ist von praktischer Bedeutung, die Gefährdungen auch der Realisierungsphase zu erkennen und gegebenenfalls psychotherapeutisch zu behandeln, um effektiv und kreativ arbeiten zu können.

In der letzten Phase des kreativen Prozesses, der Verifikationsphase, entscheidet sich, ob das Ergebnis nur von Belang für den Einzelnen/die Einzelne im Sinne von Alltagskreativität ist oder durch ein Publikum als außergewöhnlich, neuartig und nützlich anerkannt wird. Die Qualität des kreativen Produkts ist nun ausschlaggebend. Neurobiologische Begriffe und psychologische Kategorien können die neue und brauchbare Qualität einer wissenschaftlichen Idee, eines Gedichts, eines Gemäldes oder eines Musikstücks nicht erfassen. Hier ist das Urteil der jeweiligen Expertengemeinschaft oder eines breiteren Publikums gefragt. Von praktischer Bedeutung ist die Tatsache, dass kreative Menschen ihr Werk oft mit destruktiven Zweifeln betrachten und dadurch neue kreative Prozesse verhindern. Auch in dieser Hinsicht kann Psychotherapie hilfreich sein.

Die produktive Nutzung gegensätzlicher und sogar chaotischer Emotionen und Kognitionen hängt davon ab, ob die erlebte oder erlittene Inkohärenz zu neuen und originellen Formen führt. Möglicherweise sind außergewöhnlich kreative Menschen psychisch sogar stabiler als die Durchschnittsbevölkerung, weil sie Inkohärenz besser aushalten und transformieren können (Holm-Hadulla et al., 2020). Aber auch Alltagskreativität hilft, emotionale und kognitive Inkohärenz zu bewältigen. Aaron Antonovsky (1997) hat die gesundheitserhaltende und gesundheitsfördernde Bedeutung des »Kohärenzgefühls« auch empirisch untermauert. Richard Rorty (2000) hält aus erkenntnistheoretischen und praktischen Überlegungen zusammenfassend fest, dass Menschen im Denken, Fühlen und Handeln Inkohärenz nur eine begrenzte Zeit aushalten können. Auch aus philosophischer Sicht ist das Gleichgewicht bzw. die Dialektik zwischen Kohärenz und Inkohärenz von großer Bedeutung. Neurobiologie und Psychologie stoßen allerdings bei der Analyse konkreter kultureller Formen an ihre Grenzen. Philosophische Erkenntnistheorien und Kulturwissenschaften müssen hier zu Rate gezogen werden, weil kulturelle Narrative die Interpretation und praktische Anwendung wissenschaftlicher Befunde prägen. Am wichtigsten ist aber, wie oben ausgeführt, dass erzählte Wirklichkeiten nur hermeneutisch verstanden und nicht erschöpfend naturwissenschaftlich erklärt werden können. Aus den genannten Gründen ist es unerlässlich, geistes- und kulturwissenschaftliche Aspekte zu berücksichtigen, um psychotherapeutische Prozesse zu verstehen.

Kulturelle Aspekte kreativer Psychotherapie

Die Kulturwissenschaften zeigen, dass in Schöpfungsmythen die Vorstellung einer Dialektik von Chaos und Kosmos, d. h. unfassbarer Unordnung und gestalteter Ordnung, vorherrscht (Klibansky et al., 1964). In der griechischen Mythologie verkörpern die Götter schöpferische und zerstörerische Kräfte. Beispielsweise inkarniert Kronos, lateinisch Saturnus, gleichzeitig die konstruktive Schöpferkraft und die destruktive Zerstörungswut. Gemäß dieser Vorstellung sind auch die Menschen gesegnet mit und verdammt zu dauerhafter kreativer Aktivität. Wie in den altägyptischen Schöpfungsvorstellungen dominiert das Leitmotiv einer creatio continua, einer beständigen konstruktiven Aktivität, um die gestaltete Ordnung gegen die Kräfte des Chaos aufrechtzuerhalten. Ähnliche Konzeptionen von Kreativität findet man in den überlieferten Mythen Indiens und Chinas, in denen göttliche und menschliche Kreativität in einem ständigen Kampf zwischen konstruktiven und destruktiven Kräften stattfindet (Holm-Hadulla, 2011).

Die implizite Beschreibung von psychischen und sozialen Beziehungen in Mythen und den daraus entstandenen Weisheitslehren ist bis heute von Bedeutung (Assmann, 1997). Die Leitidee ist, dass ein grundsätzlicher Konflikt zwischen Ordnung und Chaos, Stabilität und Instabilität kreative Aktivitäten herausfordert. Diese dialektische Konzeption wurde am wirkmächtigsten von den Denkern der sogenannten Achsenzeit formuliert, beispielsweise den alttestamentarischen Propheten, Zarathustra, Konfuzius, Laotse, Buddha und Heraklit (Assmann, 2019). Die Welt werde durch gegensätzliche Kräfte in Bewegung gehalten, die in einem unendlichen Fluss neue Formen erzeugen und auch wieder auflösen. Plato schrieb insbesondere in der *Politeia*, seinem umfangreichsten Werk, dass Bildung und Kultur dem Ziel dienen sollen, das Chaos der Ideen und Affekte in kohärente Formen zu überführen. Er betonte, dass Gemeinschaften stets gefährdet sind, durch destruktive Kräfte, die Chaos hervorrufen. Sie müssen anhaltend durch kreativ ordnende Kräfte eingedämmt werden.

Während der Renaissance galten bedeutende Künstler, Wissenschaftler und Politiker als auserwählt, dem ungeordneten Chaos eine geordnete Struktur zu verleihen. Kreatives Potenzial gedeihe im Kampf gegen destruktive Kräfte, die auch im kreativen Menschen wirkten. Kreative Aktivität bringe außerordentliche Leistungen hervor, sie könne aber auch destabilisieren und zu Melancholie oder Verzweiflung führen. Auch bei

Shakespeare schwingt die griechische Tradition der kreativen Dialektik zwischen Ordnung und Chaos, Konstruktion und Destruktion, stabilen Formen und flüssigen Eingebungen mit:

> »Verliebten und Verrückten kocht das Hirn, / Die Phantasie treibt Blüten, fabuliert / Mehr als ein klarer Kopf verstehen kann. … Und wie die Phantasie Ideen ausgebiert / Von unbekannten Dingen, bannt der Stift / Des Dichters sie in Formen ein und gibt / Luftigem Nichts in Worten ein Zuhause« (Ein Sommernachtstraum, 5. Aufzug, 1. Szene).

Ein goldenes Zeitalter der künstlerischen und philosophischen Konzeptionen von Kreativität bescherte die Genieästhetik des 18. und frühen 19. Jahrhunderts. Ideen aus der Antike und Renaissance wurden zu Konzepten ausgearbeitet, nach der die Bestimmung von Menschen in kreativer Aktivität bestünde (z. B. Schiller, 1795). Selbst die alltägliche menschliche Entwicklung erachtet Schiller in seinen berühmten Briefen über die »ästhetische Erziehung des Menschen« als eine kreative Aufgabe. Aus philosophischer Sicht zeigte insbesondere Hegel (1807), wie individuelles, gesellschaftliches und politisches Potenzial im Konflikt zwischen gegensätzlichen Kräften und Interessen verwirklicht wird. Im Kampf um Anerkennung führt die Arbeit an widerstreitenden Interessen zu individueller Entwicklung sowie zu gesellschaftlicher und politischer Ordnung. Anerkennung wird zum zentralen Begriff im menschlichen Ringen um neue und brauchbare Formen. Hegels Konzeption steht im Einklang mit der modernen Entwicklungspsychologie, die die grundsätzliche Bedeutung des menschlichen Bedürfnisses nach Anerkennung aufzeigt. Selbst wenn der kreative Mensch aufs Äußerste in sich gekehrt ist, benötigt er Anerkennung, und sei sie nur die eigene.

Eine besondere Ausprägung der kreativen Selbstverwirklichung findet sich bei Goethe, einem der einflussreichsten Staatsmänner, Wissenschaftler und Dichter unserer Geschichte (Holm-Hadulla, 2019a). In rund 50 Bänden von autobiografischem Charakter beschreibt er die enge Verflechtung von emotionaler Destabilisierung und kognitiver Unordnung mit kreativen Leistungen. Seine kulturellen, wissenschaftlichen und psychologischen Betrachtungen münden in die Idee eines stetigen kreativen Strebens, um destruktive Kräfte zu bewältigen. Er fasst die konfliktreiche Kreativität der menschlichen Existenz in folgende Verse: »Und wenn der Mensch in seiner Qual verstummt / Gab mir ein Gott zu sagen, was ich leide.«

Ähnliche Ideen finden sich auch im 20. Jahrhundert. Beispielsweise betonte John Dewey (1934) die Bedeutung von alltäglicher kreativer Aktivität, die sich destruktiven individuellen und gesellschaftlichen Kräften widersetzt. Dies ist auch eine Grundidee der Psychoanalyse Sigmund Freuds. In »Warum Krieg?« fasst Freud 1933 zusammen, dass wir nur durch beständige kulturelle Aktivität das menschliche Destruktionspotenzial bewältigen können (s. Holm-Hadulla, 2019b).

Die Dialektik Ordnung und Chaos, Schöpfung und Zerstörung ist anscheinend ein Leitmotiv, das in neurobiologischen Vorstellungen von der Wechselwirkung zwischen festen Strukturen und flexibler Anpassung, Kohärenz und Inkohärenz, Stabilisierung und Destabilisierung sowie in psychologischen Konzeptionen über das Wechselspiel von konvergentem und divergentem Denken, Straffung und Lockerung, konzentrierter Arbeit und assoziativer Intuition wiedererkannt werden kann. In der Kulturwissenschaft werden diese dialektischen Vorgänge mit Begriffen wie Konstruktion und Dekonstruktion, Verstetigung und Verflüssigung und dergleichen bezeichnet. Von einer kulturwissenschaftlichen Warte beschreibt Goodman (1978) den kreativen Prozess als ein dialektisches Wechselspiel zwischen Komposition und Dekomposition, Formation und Deformation, Ordnung und Auflösung.

Im Hinblick auf konkrete gesellschaftliche und politische Bedingungen kreativen Strebens müssen auch ethische Aspekte berücksichtigt werden. Der Begriff der »schöpferischen Zerstörung« ist tückisch wie das Diktum, dass der »Krieg der Vater aller Dinge« sei. In den wissenschaftlichen Entwicklungen des 20. Jahrhunderts lässt sich die Gefahr entzügelter Kreativität erkennen. Einer der größten Fortschritte der modernen Physik, die Entdeckung der Kernspaltung, führte zur Erfindung von Atomwaffen, die ein unfassbares Potenzial für Zerstörung entfalteten. Die ökologische Entwicklung Anfang des 21. Jahrhunderts ist ein weiteres Beispiel der Doppelgesichtigkeit menschlicher Kreativität. Faszinierende Innovationen führen oft zu lange unbemerkten »Kollateralschäden«, die unseren Planeten bedrohen.

Technologie und Wissenschaft können die moralischen Regeln zu ihrer Anwendung nicht aus sich selbst heraus entwickeln (Gadamer, 1986). Eine Diskursethik scheint erforderlich zu sein, um kreative Leistungen in einer globalen Welt mit sich widerstreitenden Interessen vernünftig zur Anwendung zu bringen (Habermas, 1983). In diesem Zusammenhang kommen kulturelle Unterschiede in der Gestaltung der Dialektik von Ordnung und Chaos ins Spiel. In westlichen Kulturen z. B. wird die Einzigartigkeit und Individualität der kreativen Handlung betont, während in östlichen Kulturen kollektive und sich wiederholende Aspekte des kreativen Prozesses im Vordergrund stehen. Das erste Verb der Bibel, »creavit«, bezeichnet einen individuellen und einzigartigen Akt, der dem Chaos eine strukturierte Form gibt, während der chinesische Begriff »zaohua« auf einen kollektiven fortdauernden Prozess der Verwandlung des Vorgefundenen verweist, um Chaos und Zerstörungskraft zu bändigen (Ledderose, 2000).

Für die Psychotherapien bedeutet dies, achtsam mit kreativen Entdeckungen und Errungenschaften umzugehen, neue Lösungen anzuerkennen aber auch ihre sozialen Folgen abzuschätzen. Einzelwissenschaftliche Erkenntnisse müssen in einen praktischen Verständnishorizont eingefügt werden, sonst sucht man nur nach »egoistischen Genen«, »Glückshormonen« und »verbesserten neuronalen Netzwerken« und verliert die Lebenswirklichkeit aus den Augen. Kreative Psychotherapie ist ein ganzheitliches Geschehen, das, wie gesagt, biologische, psychologische und soziokulturelle Perspektiven integriert. Neue und brauchbare Erkenntnisse und Verhaltensalternativen können nur in einem von störenden Einflüssen geschützten Freiraum entwickelt werden. Dieser Freiraum, die respektvoll anerkennende, kompetent erklärende und empathisch verstehende therapeutische Beziehung, ist die Basis für die Anwendung technischer Regeln. Wirkliches Verstehen ist niemals nur Anwendung wissenschaftlich begründeter Prinzipien, sondern immer Entwicklung neuer Erlebensmöglichkeiten. Insofern ist Psychotherapie gleichzeitig Wissenschaft und Beziehungskunst. Das bedeutet aber nicht, dass sie ein Tummelplatz subjektiver Voreingenommenheit sein sollte. Ganz im Gegenteil, kreative Psychotherapie erschafft intersubjektiv überprüfbare Lösungen. Neurowissenschaftliche und empirisch statistische Untersuchungen sind allerdings nur sinnvolle Test-Verfahren in der Psychotherapie, wenn sie durch die persönlichen Erzählungen der Patient*innen mit Leben erfüllt werden. Das therapeutische Geschehen in seiner Gesamtgestalt kann, wie alle schöpferischen Prozesse, nur in seinen zwischenmenschlichen Ausdrucksformen verstanden werden.

Literatur

Abilgaard, P. (2013). *Stabilisierende Psychotherapie in akuten Krisen*. Stuttgart: Klett-Cotta.

Akiskal, H. S. & Akiskal, K. K. (2007). In Search of Aristotle. Temperament, Human Nature, Melancholia, Creativity and Eminence. *Journal of Affective Disorders, 100*, 1–6.

Andreasen, N. (2005). *The Creating Brain*. New York: Dana Press.

Antonovsky, A. (1997). *Salutogenese. Zur Entmystifizierung der Gesundheit*. Tübingen: DGVT.

Assmann, J. (1997). *Das kulturelle Gedächtnis*. München: C. H. Beck

Assmann, J. (2019). *Achsenzeit. Eine Archäologie der Moderne*. 2. Aufl. München: C. H. Beck.

Bandura, A. (1994). *Lernen am Model*. Stuttgart: Klett-Cotta.

Bauer, J. (2008). *Prinzip Menschlichkeit. Warum wir von Natur aus kooperieren*. München: Heyne.

Beck, A. T. (2004). *Kognitive Therapie der Depression*. 3. Aufl. Weinheim: Beltz.

Bleuler, E. (1911/2014). *Die Dementia praecox oder die Gruppe der Schizophrenien*. Gießen: Psychosozial-Verlag.

Brisch, K. H. (2013). *Bindungsstörungen. Von der Bindungstheorie zur Therapie*. Stuttgart: Klett-Cotta.

Buchheim, A. & Cierpka, M. (2012). Neuronale Korrelate psychotherapeutischer Interventionen. *Psychotherapeut, 57*(3), 201–203.

Carhart-Harris, R. L. & Friston, K. J. (2010). The Default-Mode, Ego-Functions and Free-Energy. A Neurobiological Account of Freudian Ideas. *Brain, 133*, 1265–1283.

Cattell, R. B. (1971). *Abilities. Their Structure, Growth, and Action*. Oxford: Houghton Mifflin.

Csíkszentmihályi, M. (1996). *Creativity*. New York: Harper Collins.

Csíkszentmihályi, M. (2013). *Flow. Das Geheimnis des Glücks*. Stuttgart: Klett-Cotta.

Dewey, J. (1934). *Art as Experience*. New York: Minton, Balch.

Doerr, O. & Stanghellini, G. (2013). Clinical Phenomenology and its Psychotherapeutic Consequences. *Journal of Psychopathology, 19*, 228–233.

Ellis, A. (2008). *Grundlagen und Methoden der Rational-Emotiven Verhaltenstherapie*. Stuttgart: Klett-Cotta.

Etkin, A., Pittenger, C., Polan, H. J. & Kandel, E. R. (2005). Toward a Neurobiology of Psychotherapy. Basic Science and Clinical Applications. *Journal of Neuropsychiatry and Clinical Neuroscience, 17*, 145–158.

Feixas, G. & Botella, L. (2004). Psychotherapy Integration. Reflections and Contributions from a Constructivist Epistemology. *Journal of Psychotherapy Integration, 14*, 192–222.

Fonagy, P., Gergely, G., Jurist, E. & Target, M. (2011). *Affektregulierung, Mentalisierung und die Entwicklung des Selbst*. 4. Aufl. Stuttgart: Klett-Cotta.

Frank, J. (1997). *Die Heiler. Wirkungsweisen psychotherapeutischer Beeinflussung*. Stuttgart: Klett-Cotta.

Frankl, V. (2005). *Der leidende Mensch. Anthropologische Grundlagen der Psychotherapie*. Bern: Huber.

Freud, S. (1914). Erinnern, Wiederholen, Durcharbeiten. *GW X*, S. 125-136.
Frankfurt am Main: Fischer.

Freud, S. (1920). Jenseits des Lustprinzips. *GW XIII*, S. 1-70. Frankfurt am Main: Fischer.

Freud, S. (1933). Warum Krieg? *GW XVI*, S. 11-27. Frankfurt am Main: Fischer.

Fuchs, T. (2012). *Das Gehirn – ein Beziehungsorgan. Eine phänomenologisch-ökologische Konzeption*. Stuttgart: Kohlhammer.

Fürstenau, P. (1994). *Entwicklungsförderung durch Therapie*. Stuttgart: Klett-Cotta.

Gadamer, H. G. (1960). *Wahrheit und Methode*. Tübingen: Mohr.

Gadamer, H. G. (1986). *Hermeneutik II*. Tübingen: Mohr.

Goethe, J. W. von (1814/1981). Selige Sehnsucht. In *Gesammelte Werke*. Hrsg. von E. Trunz. München: C. H. Beck.

Goodman, N. (1978). *Ways of Worldmaking*. Indianapolis: Hackett.

Grawe, K. (2000). *Psychologische Therapie*. Göttingen: Hogrefe.

Guilford, J. P. (1950). Creativity. *American Psychologist, 5*(9), 444–454.

Habermas, J. (1983). *Moralbewusstsein und kommunikatives Handeln*. Frankfurt am Main: Suhrkamp.

Hautzinger, M. (2013). *Kognitive Verhaltenstherapie der Depressionen*. Weinheim: Beltz.

Hayes, S. C., Strosahl, K. D. & Wilson, K. G. (1999). *Acceptance and Commitment Therapy. An Experiential Approach to Behavior Change*. New York: Guilford.

Hegel, G. W. F. (1807/1970). *Phänomenologie des Geistes*. Frankfurt am Main: Suhrkamp.

Herpertz, S., Caspar, F. & Mundt, C. (2007). *Störungsorientierte Psychotherapie*. München/Jena: Urban & Fischer.

Herpertz, S. C. (2020). Modulare Psychotherapie bei der Borderline-Persönlichkeitsstörung. *Psychotherapeut, 5*, doi.org/10.1007/s00278-020-00444-8.

Hofmann, F. H., Sperth, M. & Holm-Hadulla, R. M. (2015). Methods and Effects of Integrative Counseling and Short-Term Psychotherapy for Students. *Mental Health and Prevention, 3*(1–2), 57–65.

Holm-Hadulla, R. M. (1997). *Die psychotherapeutische Kunst*. Göttingen: Vandenhoeck & Ruprecht.

Holm-Hadulla, R. M. (2010). *Kreativität. Konzept und Lebensstil*. 3. Aufl. Göttingen: Vandenhoeck & Ruprecht.

Holm-Hadulla, R. M. (2011). *Kreativität zwischen Schöpfung und Zerstörung*. Göttingen: Vandenhoeck & Ruprecht.

Holm-Hadulla, R. M. (2013). The Dialectic of Creativity. Towards an Integration of Neurobiological, Psychological, Socio-Cultural and Practical Aspects of the Creative Process. *Creativity Research Journal, 25*(3), 1–7.

Holm-Hadulla, R. M. (2019a). *Leidenschaft. Goethes Weg zur Kreativität*. 3. Aufl. Göttingen: Vandenhoeck & Ruprecht.

Holm-Hadulla, R. M. (2019b). Sympathy for the Devil – The Creative Transformation of the Evil. *Journal of Genius and Eminence, 5*, 1–11.

Holm-Hadulla, R. M. (2020). Creativity, Positive Psychology and Psychotherapy. *International Review of Psychiatry*, doi.org/10.1080/09540261.2020.1809355.

Holm-Hadulla, R. M. (2021). Cosmopolitan Love. In C. H. Mayer & E. Vanderheiden (Hrsg.), *International Handbook of Love. Transcultural and Transdisciplinary Perspectives*. Basel: Springer International.

Holm-Hadulla, R. M., Funke, J. & Wink, M. (Hrsg.). (2021). *Intelligenz*. Heidelberg: University Publishing.

Holm-Hadulla, R. M., Hofmann, F. H., Sperth, M. & Mayer, C. H. (2020). Creativity and Psychopathology. An Interdisciplinary View. *Psychopathology*, doi:10.1159/00511981.

Holm-Hadulla, R. M. & Koutsoukou-Argyraki, A. (2017). Bipolar Disorder and/or Creative Bipolarity: Robert Schumann's Exemplary Psychopathology. *Psychopathology, 50*(6), 379–388.

Kandel, E. R. (1998). A New Intellectual Framework for Psychiatry. *American Journal of Psychiatry, 155*, 457–469.

Kelso, J. A. S. (1995). *Dynamic Patterns. The Self-Organisation of Brain and Behavior*. Cambridge, MA: MIT.

Kernberg O. (2013). *Schwere Persönlichkeitsstörungen. Theorie, Diagnose, Behandlungsstrategien*. Stuttgart: Klett-Cotta.

Klibansky, R., Panofsky, E. & Saxl, F. (1964). *Saturn und Melancholie*. Frankfurt am Main: Suhrkamp.

Koutsoukou-Argyraki, A., Bertolino, A., Kress, V., Sperth, M., Hofmann, F. & Holm-Hadulla, R. M. (2017). Veränderungen von Kohärenzgefühl, Symptombelastung und Lebens- sowie Studienzufriedenheit im Verlauf psychosozialer Beratungen. *PPmP, Psychotherapie, Psychosomatik, Medizinische Psychologie, 68*(2), doi.org/10.1055/s-0043-118651.

Lambert, M. J. (Hrsg.). (2013). *Bergin and Garfield's Handbook of Psychotherapy and Behavior Change*. 6. Aufl. New York: John Wiley & Sons.

Lang, H. (1973). *Die Sprache und das Unbewusste*. Frankfurt am Main: Suhrkamp.

Lazarus, A. (1981). *The Practice of Multimodal Therapy*. New York: McGraw-Hill.

Ledderose, L. (2000). Kreativität und Schrift in China. In R. M. Holm-Hadulla (Hrsg.), *Kreativität* (S. 189–204). Heidelberg: Springer.

Lemma, A., Target M. & Fonagy, P. (2011). *Brief Dynamic Interpersonal Therapy: A Clinician's Guide*. Oxford: Oxford UP.

Leuzinger, M. & Weiß, H. (2014). *Psychoanalyse – die Lehre vom Unbewussten. Geschichte, Klinik und Praxis*. Stuttgart: Kohlhammer.

Linden, M. & Hautzinger, M. (2008). *Verhaltenstherapiemanual*. Berlin/Heidelberg: Springer.

Linehan, M. M. (2007). *Dialektisch-Behaviorale Therapie der Borderline-Persönlichkeitsstörungen*. München: CIP-Medien.

Lubart, T. I. (1999). Creativity across Cultures. In R. J. Sternberg (Hrsg.), *Handbook of Creativity*. Cambridge: Cambridge UP.

Meyer-Lindenberg, A. (2010). From Maps to Mechanisms through Neuroimaging of Schizophrenia. *Nature, 468*, 194–202.

Norcross, J. C. & Goldfried, M. R. (Hrsg.). (2005). *Handbook of Psychotherapy Integration*. 2. Aufl. New York: Oxford UP.

Osipov, G. V., Kurths, J. & Zhou, C. (2007). *Synchronization in Oscillatory Networks*. Berlin: Springer.

Orlinsky, D. E. & Howard, K. I. (1987). A Generic Model of Psychotherapy. *Journal of Integrative and Eclectic Psychotherapy, 6*, 6–27.

Petzold, H. (2004). *Integrative Therapie*. Paderborn: Junfermann.

Raichle, M. E. & Snyder, A. Z. (2007). A Default Mode of Brain Function. A Brief History of an Evolving Idea. *Neuroimage, 37*, 1083–1090.

Reddemann, L. (2001). *Imagination als heilsame Kraft*. Stuttgart: Klett-Cotta.

Rogers, C. R. (2014). *Therapeut und Klient*. Stuttgart: Klett Cotta.

Roos, P. (2006). Der große Zuhörer. *Die Zeit, 18*, 27. April.

Rorty, R. (2000). Universality and Truth. In Brandom Robert B. (Hrsg.), *Rorty and his Critics* (S. 1–30). Lynchburg, VA: Blackwell.

Rothenberg, A. (1996). The Janusian Process in Scientific Creativity. *Creativity Research Journal, 9*, 207–231.

Rudolf, G., Cierpka, M. & Clement U. (2007). *Psychotherapeutische Medizin und Psychosomatik*. Stuttgart: Thieme.

Runco, M. A. (2014). *Creativity. Theories and Themes: Research, Development, and Practice*. Burlington, MA: Elsevier Academic Press.

Schacter, D. L. (1999). The Seven Sins of Memory. Insights from Psychology and Cognitive Neuroscience. *American Psychologist, 54*, 182–203.

Schiller, F. (1795/2000). *Briefe über die ästhetische Erziehung des Menschen*. Hrsg. von K. L. Berghahn. Ditzingen: Reclam.

Schlippe, A. von & Schweitzer, J. (2013). *Lehrbuch der systemischen Therapie und Beratung*. Göttingen: Vandenhoeck & Ruprecht.

Schultz-Venrath, U. (2013). *Lehrbuch Mentalisieren. Psychotherapien wirksam gestalten*. Stuttgart: Klett-Cotta.

Seligman, M. (2012). *Flourish – Wie Menschen aufblühen. Die positive Psychologie des gelingenden Lebens*. München: Kösel.

Seligman, M. & Csíkszentmihályi, M. (2014). Positive Psychology. An Introduction. In M. Csíkszentmihályi, *Flow and the Foundation of Positive Psychology*. S. 279–298, Dordrecht: Springer.

Shakespeare, W. (1600/1995). *Ein Sommernachtstraum*. Deutsch von F. Günther. München: dtv.

Shazer, S. de (1989). *Wege erfolgreicher Kurztherapie*. Stuttgart: Klett-Cotta.

Singer, Wolf (1990). Search for Coherence: A Basic Principle of Cortical Self-Organisation. *Concepts in Neuroscience, 1*, 1–26.

Sperth, M., Hofmann, F. H. & Holm-Hadulla, R. M. (2013). Effektivität integrativer psychotherapeutischer Beratung für Studierende. *Psychother Psych Med, 64*, 224–231. doi.org/10.1055/s-0033-1358721.

Sternberg, R. J. (2001). What is the Common Thread of Creativity? Its Dialectical Relation to Intelligence and Wisdom. *American Psychologist, 56*(4), 360–362.

Thomä, H. & Kächele, H. (2006). *Psychoanalytische Therapie*. 6. Aufl. Heidelberg/New York/Tokio: Springer.

Uhlhaas, P. J. & Singer, W. (2010). Abnormal Neural Oscillations and Synchrony in Schizophrenia. *Nature, 11*, 100–113.

Wampold, B. E. (2007). Psychotherapy. The Humanistic (and Effective) Treatment. *American Psychologist, 62*, 857–873.

Weisberg, R. W. (2006). *Creativity. Understanding Innovation in Problem Solving, Science, Invention, and the Arts*. Hoboken, NJ: Wiley & Sons.
Winnicott, D. W. (1971). *Vom Spiel zur Kreativität*. Stuttgart: Klett-Cotta.
Yalom, I. D. (2010). *Existenzielle Psychotherapie*. 5. Aufl. Köln: EHP.
Young, J. E., Klosko, J. S. & Weishaar, H. E. (2008). *Schematherapie. Ein praxisorientiertes Handbuch*. Paderborn: Junfermann.

Danksagung

Meinen Patient*innen möchte ich herzlich danken. Sie ermöglichten mir durch die vertrauensvolle Zusammenarbeit, das vorliegende Konzept zu entwickeln. Daneben beurteilten sie die Behandlungen aus ihrer persönlichen Sicht und zeigten sich mit der Veröffentlichung ihrer Geschichten einverstanden. Sie geben damit allen an Psychotherapie Interessierten wichtige Einblicke in die Praxis der Psychotherapie.

Meinen Lehrer*innen, hervorheben möchte ich Hans-Georg Gadamer und Otto Doerr Zegers, bin ich ewig dankbar. Je älter ich werde desto deutlicher wird mir, wie wichtig Goethe für unser Verständnis des menschlichen Seelenlebens ist. Er verdichtete die mythischen, religiösen und wissenschaftlichen Grundlagen unserer Existenz auf eine für mich einzigartige Weise.

Ein besonderer Dank gebührt meinen ehemaligen Doktoranden Michael Sperth und Frank-Hagen Hofmann, mittlerweile erfolgreich tätige psychodynamische und verhaltenstherapeutische Kollegen. Sie haben die Entwicklung der Integrativen Psychotherapie kundig wissenschaftlich begleitet und die Ergebnisse integrativer Beratung und Psychotherapie empirisch, soweit dies möglich ist, evaluiert.

Und natürlich der engste Kreis, meine Frau Christel, die meine intellektuellen Suchbewegungen immer humorvoll begleitet, meine Söhne Moritz und Fédéric, die mit ihren lieben Frauen Zeynep und Asimina meine Bücher nachsichtig überfliegen. Deren Kinder Enes-Nicolas, Ela-Sophie und Nikolas Konstantin lesen lieber Bilderbücher und springen in der Welt herum. Recht haben sie.

Christoph Kolbe, Helmut Dorra

Selbstsein und Mitsein

Existenzanalytische Grundlagen für Psychotherapie und Beratung

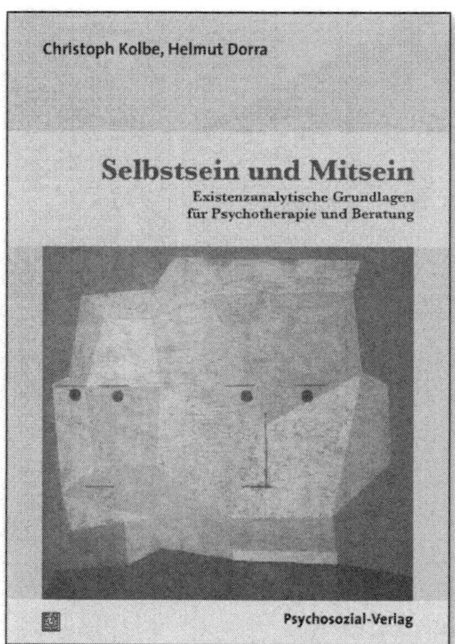

2020 · 304 Seiten · Broschur
ISBN 978-3-8379-3021-4

Impulse, die zu denken geben.

Wie gelingt Leben im Alltag und Miteinander? Wie finden wir zur freien Entfaltung unserer Potenziale, zu eigenverantwortlichem Handeln und zu selbstbestimmter Lebensgestaltung?

Christoph Kolbe und Helmut Dorra stellen sich diesen Fragen. Ins Zentrum ihrer Beiträge rückt dabei stets die Person als freies und dialogisches Subjekt, das sich im Vollzug seiner Existenz zu sich selbst und seinem Sein in der Welt verhält und immer wieder neu verhalten muss. Die Autoren vermitteln anthropologische Grundlagen der Existenzanalyse, die Menschsein in seiner existenziellen Daseinsweise verständlich machen und die aufzeigen, wie wir mit innerer Zustimmung handeln können.

Ilany Kogan

Im Prisma der Kreativität

Zwei psychoanalytische Fallstudien

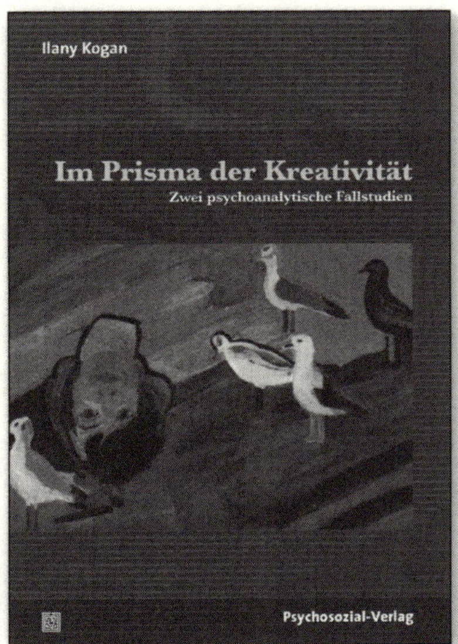

Mai 2016 · 157 Seiten · Broschur
ISBN 978-3-8379-2596-8

»Ilany Kogans Buch ist ein kreativer Akt an sich. Dieses äußerst originelle Werk ist nicht nur ein wichtiger Beitrag zu unserem Verständnis von Kreativität; indem sie Schritt für Schritt demonstriert, wie kreative Betätigung die heilende Kraft der Psychoanalyse in ihren Patienten erweitert und verstärkt, hat Dr. Kogan definitiv Neuland betreten. Dieses bedeutende Buch ist Pflichtlektüre für jeden, der sich mit Psychotherapie beschäftigt.«

Dr. Theodore Jacobs, Trainings- und Supervisionsanalytiker am New York Psychoanalytic Institute, und klinischer Professor der Psychiatrie an der New York School of Medicine

Im vorliegenden Buch werden zwei analytische Fallstudien detailliert geschildert und besonders im Hinblick auf ihr spezifisches kreatives Potenzial untersucht. Zunächst werden Ursprung und Funktion von Kreativität anhand klassischer und zeitgenössischer Literatur dargestellt und durch das Prisma der analytischen Modelle von Freud, Klein und deren Nachfolger betrachtet. Die anschließend präsentierten Fallbeschreibungen veranschaulichen den Einsatz von kreativer Betätigung in der Analyse und beschreiben, wie die Therapeutin oder der Therapeut Kreativität erfolgreich in die Behandlung der Patientinnen und Patienten einbinden kann, um so den therapeutischen Fortschritt zu fördern.

Psychosozial-Verlag

Horst Kächele, Friedemann Pfäfflin (Hg.)

Behandlungsberichte und *Therapiegeschichten*

Wie Therapeuten und Patienten über Psychotherapie schreiben

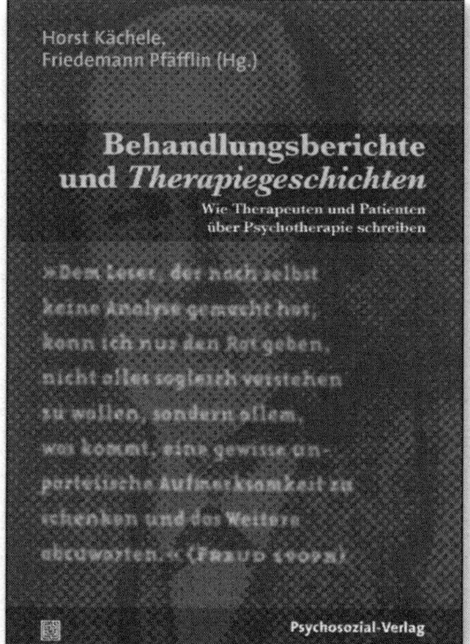

2009 · 340 Seiten · Broschur
ISBN 978-3-8379-2016-1

Eine aufschlussreiche Beschreibung dessen, was in Psychotherapien geschieht. Patienten, Psychoanalytiker und Psychotherapieforscher nehmen die Geschichten beider Parteien genau unter die Lupe.

Seit jeher in der Geschichte der Psychoanalyse und Psychotherapie sind Fallberichte für die Entwicklung der Theorie und therapeutischen Technik von zentraler Bedeutung, angefangen bei Sigmund Freuds berühmten literarischen Texten und fortgeführt in Transkripten tonbandprotokollierter Aufzeichnungen einzelner Sitzungen und vollständiger Therapieverläufe. Auch Patienten beschreiben ihre Therapien und nehmen kritisch oder zustimmend Stellung zu dem, was sie in ihrer Therapie erlebt haben und wie ihnen die Behandlung geholfen oder geschadet hat. Erst über die Polarität beider Perspektiven lassen sich Authentizität und Wahrheit therapeutischer Prozesse erfassen.

Mit Beiträgen von Margarete Akoluth, Gebhardt Allert, Stephen B. Bernstein, Marie Brentano, Esther Grundmann, Horst Kächele, Lisbeth Klöß-Rotmann, Robert Michels, Friedemann Pfäfflin, Sydney Pulver, Philipp Rubovits-Seitz, Timo Storck, Ulrich Stuhr, Imre Szecsody, David Tuckett, Annakatrin Voigtländer, Kathrin Weber und Arnold Wilson

Walltorstr. 10 · 35390 Gießen · Tel. 0641-969978-18 · Fax 0641-969978-19
bestellung@psychosozial-verlag.de · www.psychosozial-verlag.de